HORMONE

Eine Übersicht

Matthias Patti
5. überarbeitete Ausgabe
2016

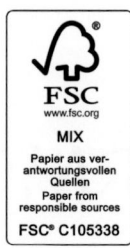

Impressum

1. Ausgabe 1994 – 5. überarbeitete Ausgabe 2016

Copyright © 2016 by Matthias Patti

Satz: Adobe InDesign auf Apple Macintosh

Herstellung und Verlag: BoD – Books on Demand, Norderstedt, Germany

ISBN 978-3-8370-1685-7

Disclaimer

Das Hormon, ein biochemischer Botenstoff: Produziert von einer endokrinen Drüse, findet es seinen Weg durch die Blutgefässe bis zu seinem Rezeptor am Zielorgan und ruft dort einen ganz bestimmten Effekt hervor. – Je mehr wir über den menschlichen Körper und das Zusammenwirken der Organsysteme wissen, desto mehr sprengen neue Erkenntnisse die obige Definition. Wir lernen überraschende Zusammenhänge und immer komplexere Wechselwirkungen kennen. Etliche Hormone werden von mehr als einem Organ produziert, andere sind in der Haupt- oder Nebenrolle Neurotransmitter oder haben vielfältige, oft noch kaum erforschte Aufgaben im Organismus. – Der menschliche Körper ist keine Maschine, sondern ein Wunder!

Dieses Skriptum erfreut sich schon viele Jahre einer grossen Beliebtheit – aber was nützen Informationen, wenn sie nicht aktuell sind? Deswegen habe ich in dieser 5. Auflage die neuesten Vorlesungsunterlagen der Medizinischen Fakultät Zürich eingearbeitet, ergänzt mit Informationen aus verschiedenen online verfügbaren Quellen. Das Büchlein ist eine Zusammenfassung für die Studierenden der Medizin; gleichzeitig soll es ein praktisches Nachschlagewerk für den Praxisalltag darstellen.

Dinhard, im Herbst 2016

Dr. med. Matthias Patti
Facharzt für Allgemeinmedizin FMH

Korrekturen, Kritik und Anregungen erreichen mich unter
matthias.patti@hin.ch

Hormone nach Gruppe – Inhalt

Katecholamine
Adrenalin
Noradrenalin

Nebennierenrinde
Aldosteron
Cortisol
Östrogene/Progesteron

Endokrines Pankreas
Glucagon
Insulin
Pankreatisches Polypeptid
Somatostatin

Schilddrüse
T_3/T_4 (Thyroxin)
Calcitonin

Knochen/Calciumstoffwechsel
Calcitonin
Calcitriol
Parathormon
FGF-23

Reproduktionssystem
Östrogene
Progesteron
Testosteron
HCG
HCS
PRL (Prolactin)

Gewebshormone
Eicosanoide (Prostaglandine,
Leukotriene, Thromboxane)

Niere
EPO (Erythropoetin)
Calcitriol

**Kardiovaskuläres System,
Wasserhaushalt**
ADH
Aldosteron
Angiotensin
ANP
BNP

Gastrointestinaltrakt
CCK
Gastrin
Gastrin Releasing Peptide
Ghrelin
GIP
Glucagon-like Peptides (GLP-1/-2)
Motilin
Neurotensin
Secretin
VIP

**Hypophysen-Hinterlappen
(Neurohypophyse)**
ADH
Oxytocin

**Hypophysenvorderlappen
(Adenohypophyse)**
ACTH
Endorphine
FSH
GH (Somatotropin)
LH
LPH
MSH
PRL (Prolactin)
TSH

Hypothalamus
CRH
GHRH
GHIH (Somatostatin)
GnRH
Prolactostatin (Dopamin)
TRH

Epiphyse – ZNS allgemein
Dynorphine
Endorphine
Enkephaline
Melatonin
Neurotensin
VIP

Fettgewebe
Adiponektin
Leptin

Inhalt – Hormone von A bis Z

Hormone von A bis Z – Inhalt

ACTH

Adrenocorticotropes Hormon, Corticotropin

Bildungsort	Hypophysenvorderlappen (β_1-Zellen, basophil)
Chem. Struktur	Polypeptid, 39 Aminosäuren
Syntheseweg	Limitierte Proteolyse aus POMC (Proopiomelanocortin; vgl. α-MSH, β-LPH, β-Endorphin); Ausschüttung aus Speichervesikeln der corticotrophen Zellen

Regulation

⊕ v.a. Stress (Trauma, Operation, Hypoglykämie, emotional)
⊕ Stimulation durch CRH; ausgeprägte circadiane Schwankungen (wichtig für Beurteilung des Plasma-Cortisols)
⊕ Stimulation durch ADH

⊖ Negatives Feedback durch Cortisol (dieses hemmt ACTH und CRH; "long loop feedback")
⊖ Negatives Feedback auf Hypophyse (hemmt CRH; "short loop feedback")

Wirkungen

Agonist am Melanocortin-Rezeptor (MC2R, Nebennierenrinde)
→ Bildung von Steroidhormonen der NNR (v.a. Cortisol; auch Aldosteron, Androgene):
• schnelle Wirkung: Aktivierung von CYP11A1 (Steroidhormonsynthese) und StAR (steroidogenic acute regulatory protein; Zulieferung von Cholesterin)
• langsame Wirkung: u.a. Produktion ⇧ von LDL-Rezeptor und HMG-CoA-Reduktase → mehr Cholesterin als Vorstufe der Steroidhormone vorhanden

Klinik

<u>Überfunktion</u>: **Morbus Cushing**

Ursache:	Mikroadenom des HVL
Symptome:	siehe Cortisol

<u>Unterfunktion</u>: **Addison**-ähnliches Bild (ohne Hyperpigmentation)

Ursache:	• Tumoren, Operations-/Bestrahlungsfolgen • Blutungen/Infarkte der Hypophyse
Klinik:	• Adynamie, Müdigkeit • Bewusstseinstrübung bis Coma • Bradykardie; Hypotonie
Therapie:	notfallmässige Substitution mit Cortisol

ADH

Antidiuretisches Hormon (Adiuretin, Vasopressin, Arginin-Vasopressin)

Bildungsort	Hypothalamus: neurosekretorische Zellen des Ncl. supraopticus und paraventricularis; Speicherung in sekretorischen Vesikeln in deren Nervenendigungen im Hypophysenhinterlappen
Chem. Struktur	Oligopeptid, 9 Aminosäuren (7 davon identisch mit Oxytocin)

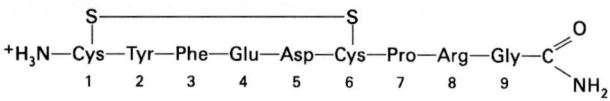

$$^+H_3N-\underset{1}{Cys}-\underset{2}{Tyr}-\underset{3}{Phe}-\underset{4}{Glu}-\underset{5}{Asp}-\underset{6}{Cys}-\underset{7}{Pro}-\underset{8}{Arg}-\underset{9}{Gly}-C\underset{NH_2}{\overset{O}{\diagup}}$$

Syntheseweg	• Präprohormon → Prohormon → ADH • Mechanismus: Aktionspotential entlang des Axons → Vesikelfusion
Regulation	⊕ Anstieg der Plasma-Osmolarität → zelluläre Dehydratation von Osmorezeptoren im Hypothalamus → ADH ⇧ ⊕ Blutvolumen ⇩ → Blutdruck ⇩ → Aktivierung von Barorezeptoren (Carotissinus, Aortensinus) → ADH ⇧ und Aktivierung des RAAS ⊕ Alle Zustände, die Durst auslösen, verursachen Sekretion von ADH ⊖ Alkohol → ADH ⇩ → Wasserdiurese

Wirkungen	• Niere (V_2-Rezeptor): Einbau von Wasserkanal-Endosomen (Aquaporin-2) in Wand des distalen Tubulus → osmot. Wasserresorption ⇧⇧
	• V_1-Rezeptor: • Arteriolen: Vasokonstriktion
	               • Leber: Glykogenolyse ⇧
	               • Hypophysenvorderlappen: ACTH ⇧

Klinik	Diabetes insipidus	
	Ursache:	• zentral: ADH-Produktion ⇩ (Schädelhirntrauma, Tumor oder Apoplexie im Hypothalamus) • renal: ADH-Rezeptordefekt oder fehlende Aquaporine
	Symptome:	Durst + Polydipsie (bis 15l / 24h), Polyurie, Asthenurie
	Diagnostik:	• Urinosmolarität ⇩, Plasmaosmolarität ⇧ • keine Glucosurie! • Durstversuch; ADH-Versuch (DD zentral versus renal)
	Therapie:	zentraler D.i.: Desmopressin (DDAVP) intranasal/s.c.
	SIADH	
	(**S**yndrom der **i**nadäquaten **ADH**-Sekretion, Schwartz-Bartter-Syndrom)	
	Definition:	Wasserretention und Verdünnungshyponatriämie wegen übermässiger ADH-Sekretion
	Ursache:	• paraneoplastische Produktion bei malignen Tumoren • zentrale Stimulation bei ZNS-Erkrankungen (SHT, Hirnblutung, Schlaganfall, Meningitis) • Pneumopathie; medikamentös; postoperativ
	Symptome:	• Kopfschmerzen, Erbrechen, Apathie, Koma (bei langsamer Entwicklung ev. nur unspezifische Zeichen) • Wasserretention mit Anstieg des Körpergewichts
	Diagnostik:	Hyponatriämie, Plasmaosmolarität ⇩, Urinosmolarität ⇧
	Therapie:	Ursache behandeln; Hyponatriämie **langsam** korrigieren

Adiponektin

Bildungsort	Fettzellen (weisse Adipozyten)
Chem. Struktur	Protein, 244 Aminosäuren
Regulation	Der Adiponektin-Spiegel ist umgekehrt proportional zur Fettmasse
Wirkungen	• stimuliert über die Aktivierung der AMP-Kinase die Fettsäureoxidation in Muskeln und Leber und verbessert die Insulinsensitivität • bei Adipösen sind die Adiponectin-Plasmaspiegel erniedrigt, was mit einer Insulinresistenz assoziiert ist und eine diabetische Stoffwechsellage verschlimmert • Blutgefässe: antiinflammatorische und antiatherosklerotische Effekte

Adrenalin/Noradrenalin

Bildungsort

- Nebennierenmark (Produktion in chromaffinen Zellen = Phäochromozyten; Speicherung in Granula)
- Postganglionäre Neurone des Sympathischen Systems

Chem. Struktur

Katecholamin

Adrenalin

Noradrenalin

Syntheseweg

- Phenylalanin → Tyrosin → DOPA → Dopamin → Noradrenalin (20%)

- Noradrenalin $\xrightarrow{Methyltransferase}$ Adrenalin (80%) unter Einfluss der Hypothalamus-Hypophysen-NNR-Achse: ACTH → Cortisol ⇑ → Adrenalin ⇑ durch Aktivierung der Methyltransferase; intraadrenales Portalsystem!)

Metabolismus:
- Noradrenalin: neuronale Aufnahme in Axon, Abbau durch MAO (Monoaminooxidase)
- Adrenalin: Aufnahme v.a. in Leber, Abbau durch COMT zu Metanephrin/Normetanephrin (+ Vanillinmandelsäure), Konjugierung → Urin
- Halbwertszeit: ~ 10 sec!

Regulation

⊕ **Stress**

Innervation des NNM durch präganglionäre sympathische Neurone ("Paraganglion") → Produktion von Adrenalin auf Sympathicusreiz

Freisetzung aus chromaffinen Granula auf cholinergen oder β-adrenergen Reiz, zusammen mit ATP und Chromograninen

Wirkungen

Stressantwort: Mobilisierung von Reserven:

① Herz:
- positive Chronotropie, Inotropie, Bathmotropie, Dromotropie (β_1) → Mehrdurchblutung
- Coronarien-Dilatation (β_2)

② Konstriktion der visceralen Gefässe (α_1), MDT-Motilität ⇓ / Spinktertonus ⇑

③ Bronchodilatation (β_2) → verbesserte O_2-Versorgung

④ Muskulatur: Vasodilatation (β_2)

⑤ Energiebereitstellung → Glucose ⇑⇑
- Leber: Glycogensynthese ⇓; Glycogenolyse ⇑ (Aktivierung der Phosphorylase, Inaktivierung der Glycogensynthase; via β_2 und cAMP); Gluconeogenese ⇑; Ketogenese ⇑
- Fettgewebe: Lipolyse ⇑ (Hormonsensitive Lipase, β_2)
- Muskel: Glycogensynthese ⇓ ; Glycogenolyse ⇑
- Pankreas: Glucagonsekretion ⇑ , Insulinsekretion ⇓ (α_2)
- Lipoproteine: Cholesterinsynthese ⇑ (HMG-CoA-Reductase)

⑥ Haut (apokrine Drüsen, α): Schwitzen ⇑

⑦ Uterus: Kontraktion (α), Relaxation (β_2)

Adrenalin/Noradrenalin

Klinik

Phäochromozytom

Definition: Katecholamin-produzierender Tumor des chromaffinen Gewebes

Lokalisation:
- NNM-Tumor (90%)
- ektopischer Tumor (Paragangliom, 10%): Neuroblastom, Ganglioneurom etc.)

Vorkommen:
- isoliert
- im Rahmen eines MEN 2-Syndroms (Multiple Endokrine Neoplasie)
- bei von-Hippel-Lindau-Syndrom oder Neurofibromatose Typ I (Morbus Recklinghausen)
- selten Neuroblastom, Ganglioneurom

Leitsymptome:
- anfallsartiger Bluthochdruck mit Kopfschmerzen, Schwindel, Herzrasen, Schwitzen (selten, 0.1% der Patienten mit Hypertonie)
- gelegentlich persistierende Hypertonie
- Hyperglykämie

Diagnostik: Bestimmung von Metanephrin/Normetanephrin im Urin

Therapie: operative Tumorentfernung nach präop. α-Blockade

Notfall-/Intensivmedizin

- Kardiopulmonale Reanimation: bolusweise Gabe von Adrenalin gemäss Reanimations-Algorithmen für Kammerflimmern und Asystolie
- Anaphylaktischer Schock: Gabe von Adrenalin i.v. oder Verabreichung durch Pat selber (Pen, subcutane Applikation)
- Kontinuierliche Gabe von Katecholaminen (Adrenalin, Noradrenalin, Dopamin) bei hämodynamischer Instabilität (Schock, Hypotonie, Herzinsuffizienz, Sepsis...)

Weitere Medikamente mit Wirkung auf das adrenerge System:

- Sympathomimetika
  - α- und β-Mimetika: z.B. Phenylephrin (Vasokonstriktion), Ephedrin (Blutdrucksteigerung)
  - β-Mimetika: z.B. Salbutamol, Fenoterol (Tokolyse; Bronchodilatation bei Asthma und COPD)
- Sympatholytika
  - α-Blocker: z.B. Alfuzosin (benigne Prostatahyperplasie: Relaxation der glatten Muskulatur), Prazosin (früher eingesetzt bei Hypertonie)
  - β-Blocker: z.B Propranolol, Metoprolol, Bisoprolol (bei Migräne, Hypertonie, Herzinsuffizienz)

Aldosteron

Bildungsort	Nebennierenrinde: Zona glomerulosa

Chem. Struktur Mineralocorticoid, Steroid

40% freier Anteil, schwache
Bindung an CBG (corticosteroid
binding globuline) und Albumin

Syntheseweg

Cholesterol → Pregnenolon → Progesteron $\xrightarrow{\textit{21-Hydroxylase}}$ 11-Deoxy-

corticosteron $\xrightarrow{\textit{11β-Hydroxylase}}$ Corticosteron → Aldosteron

Regulation

⊕ lokale [K⁺] ⇧ in der Zona glomerulosa durch Depolarisation der Zell-
membran → Öffnung von spannungsabhängigen Ca^{2+}-Kanälen
⊕ Angiotensin II, ACTH (untergeordnete Rolle)

Wirkungen

Niere (Bindung an den hochaffinen Mineralocorticoid-Rezeptor
→ Modifikation der Gentranskription):

Regulation des Blutvolumens durch:
• Na^+-Reabsorption ⇧ (distaler Tubulus und Sammelrohr) durch
Vermehrung der apikalen Na^+-Kanäle (Uniport) sowie der basalen
Na^+/K^+-ATPase
• osmotische Wasser-Retention ⇧
• Exkretion ⇧ von K⁺ (sekundär, zur Ladungskompensation), H⁺

Klinik

Primärer Hyperaldosteronismus (**Conn**-Syndrom):

Ursache: • Adenom der NNR (einseitig)
           • beidseitige Hyperplasie

Symptome: • Hypertonie (Leitsymptom)
            • Hypokaliämie (Muskelschwäche; EKG-Veränderungen)
            • Polydipsie/Polyurie, unkonzentrierter Urin
            • metabolische Alkalose, ev. Parästhesien

Therapie: • NNR-Adenom: Tumorentfernung
            • NNR-Hyperplasie: Aldosteron-Antagonisten (Spirono-
              lacton), ev. andere Antihypertensiva

Sekundärer Hyperaldosteronismus:

Ursache: Hyponatriämie oder renovaskuläre Hypertonie
            stimulieren die Renin-Sekretion → Aktivierung des
            RAAS, Aldosteron ⇧

Symptome: wie oben, aber meist ohne Hypertonie

(Fortsetzung nächste Seite)

Klinik (Forts.) Hypoaldosteronismus: Morbus **Addison** (NNR-Insuffizienz; vgl. Cortisol)

Ursache:
- primär (NNR-Autoimmunerkrankung)
- sekundär (Hypothalamus/Hypophysen-Insuffizienz)

Symptome:
- **Hyperkaliämie**
- extreme Insulinempfindlichkeit → Hypoglykämie
- Schwäche, Schwindel; Myalgie; dunkle Haut
- Erbrechen, Durchfall

Therapie: Hormonsubstitution

Hypoaldosteronismus: **Adrenogenitales Syndrom**
- 21-Hydroxylase- oder 11β-Hydroxylase-Mangel → siehe Testosteron

Hypertonie, Herzinsuffizienz
- **Spironolacton**: Antagonist am Aldosteron-Rezeptor; zur Behandlung von Hypertonie, Herzinsuffizienz, Leberzirrhose; NW: Gynäkomastie, Impotenz, Amenorrhoe
- **Eplerenon**: "selective aldosteron receptor antagonist" (SARA), mit deutlich weniger NW als Spironolacton; zur Behandlung der schweren Herzinsuffizienz nach Myokardinfarkt

Angiotensin

Bildungsort	Leber (Angiotensinogen)
Chem. Struktur	Oligopeptid

Syntheseweg

Angiotensinogen (ein α_2-Globulin, ca. 400 Aminosäuren)

$\xrightarrow{\textit{Renin}}$ Angiotensin I (Dekapeptid)

$\xrightarrow{\textit{Angiotensin converting enzyme, ACE}}$ Angiotensin II (aktiv, Oktapeptid)

$\xrightarrow{\textit{Angiotensinase}}$ Angiotensin III und IV (inaktive Form)

Regulation

$\oplus$ Renin-Ausschüttung (Niere: juxtaglomerulärer Apparat) bei:
- Nierendurchblutung ⇩
- tubuläre [Na^+] ⇩ oder [Cl^-] ⇩
- Pressoreceptoren-Entlastung (Blutdruckabfall)
- β_2-adrenergem Reiz

Wirkungen

Angiotensin II interagiert mit Angiotensin-Rezeptoren (AT-Rezeptoren); Wirkungen via AT_1-Rezeptor:
- Vasokonstriktion (direkt an Gefässen und via Sympathicus) → Blutdrucksteigerung
- Niere: Erhöhung der GFR, Na^+- und H_2O-Rückresorption
- Aldosteron-Produktion ⇧ in NNR → ebenfalls Na^+- und H_2O-Rückresorption in der Niere
- chronische Stimulation: mitogene Effekte, Zellwachstum, Hypertrophie des Herzmuskels

Klinik

- 2 Klassen von Antihypertensiva hemmen akute und chronische Wirkungen von Angiotensin II auf den AT_1-Rezeptor (gehen aber einher mit einem erhöhten Renin-Spiegel):
  - indirekt: ACE-Hemmer
  - direkt: AT_1-Rezeptorantagonisten, Sartane
- Aliskiren: direkter Renin-Hemmer → unterdrückt die Bildung von Angiotensin I (dabei bleibt auch der Renin-Spiegel tief)

Bildungsort	Myoendokrine Zellen des Herzvorhofs (auch Gehirn, Nebenniere, Niere)
Chem. Struktur	Polypeptid, 28 Aminosäuren
Syntheseweg	Präpropeptid → Pro-ANP (Speicherform, in sekretorischen Granula) → ANP (Freisetzung)
Regulation	⊕ **Vorhofdehnung** (erhöhter transmuraler Druck, abhängig von Füllung des rechten Ventrikels resp. vom intravasalen Volumen) ⊕ β-adrenerge Stimulation

Wirkungen	• Vasodilatation durch Relaxation der glatten Muskulatur (direkte Blutdrucksenkung)
	• Niere: indirekte Blutdrucksenkung durch:
	  – GFR ⇑ (Dilatation der afferenten/Konstriktion der efferenten Gefäße)
	  – Natriurese ⇑ (Hemmung der tubulären Na^+-Rückresorption durch Hemmung der apikalen Na^+-Kanäle und der basolateralen Na^+/K^+-ATPase)
	  – osmotische Wasserausscheidung ⇑
	• Hemmung der Renin- und Aldosteron-Freisetzung

Klinik	• Unter physiologischen Bedingungen ist ANP der Hauptregulator der Natriurese (höhere Plasmakonzentration als BNP) • Atriale Natriuretische Peptide sind bei Herzinsuffizienz erhöht; allerdings korreliert BNP besser mit dem Grad der Herzinsuffizienz als ANP (somit hat ANP keine Relevanz für die Diagnostik)

BNP

Brain Natriuretic Peptide, B-type Natriuretic Peptide

Bildungsort	• Myoendokrine Zellen der Herzvorhöfe, bei Herzinsuffizienz aber vor allem in der rechten und linken Herzkammer produziert • In geringen Mengen auch im menschlichen Hirn vorhanden (im Schweinehirn erstmals entdeckt, daher der Name)
Chem. Struktur	Polypeptid, 32 Aminosäuren
Syntheseweg	Präpropeptid → Pro-BNP → BNP + NT-proBP
Regulation	⊕ Dehnung der Ventrikelwand (erhöhter transmuraler Druck, abhängig von Füllung der Ventrikel resp. intravasalem Volumen)

Wirkungen	• Vasodilatation durch Relaxation der glatten Muskulatur (direkte Blutdrucksenkung)
	• Niere: indirekte Blutdrucksenkung durch:
	  – GFR ⇧ (Dilatation der afferenten/Konstriktion der efferenten Gefäße)
	  – Natriurese ⇧ (Hemmung der tubulären Na^+-Rückresorption durch Hemmung der apikalen Na^+-Kanäle und der basolateralen Na^+/K^+-ATPase)
	  – osmotische Wasserausscheidung ⇧
	• Hemmung der Renin- und Aldosteron-Freisetzung

Klinik	BNP-Werte korrelieren sehr gut (negativ) mit der links-ventrikulären Ejektionsfraktion • Hohe Sensitivität und Spezifität in der Diagnostik der chronischen Herzinsuffizienz (NYHA I-IV) • Differentialdiagnose der Dyspnoe: bei pathologischem BNP-Wert ist die Ursache der Dyspnoe meist kardial, bei pulmonaler Genese der Dyspnoe befindet sich das BNP meist im Normbereich • Therapieüberwachung und Therapieoptimierung durch regelmässige Messung von BNP

Calcitonin

Bildungsort	Schilddrüse: parafollikuläre C-Zellen ("clear cells")
Chem. Struktur	Polypeptid, 32 Aminosäuren
Syntheseweg	Präpropeptid → Procalcitonin → Calcitonin (proteolytische Spaltung)
Regulation	⊕ hohe [Plasma-Ca^{2+}] ⊕ prandiale Ca^{2+}-Aufnahme → Gastrin/Glucagon ⇑ → Calcitonin ⇑
Wirkungen	Calcitonin spielt in der Calcium-Regulation eine untergeordnete Rolle. Senkt den Plasma-Calciumspiegel durch (cAMP-vermittelt): • <u>Knochen</u>: Ca^{2+}-Abbau ⇓ durch Osteoklasten-Inaktivierung • <u>Niere</u>: Ca^{2+}-Resorption ⇓ im distalen Tubulus (ebenso Phosphat)
Klinik	<u>Calcitonin</u>: • Tumormarker beim medullären Schilddrüsenkarzinom (sehr selten produzieren auch gastroenteropankeatische neuroendokrine Tumoren Calcitonin) • Synthetisches Salm-Calcitonin zur Therapie der Osteoporose und der Hyperkalzämie bei tumorbedingten Osteolysen (Knochenmetastasen) oder bei Morbus Paget (bewirkt Reduktion des Knochenumsatzes, hat aber auch analgetische Wirkung) <u>Procalcitonin</u>: • wird beim Gesunden nur als Zwischenschritt in der Schilddrüse produziert und nicht ins Blut sezerniert • wird bei bakterieller Sepsis (aber teils auch bei anderen schweren Erkrankungen) von Parenchymzellen verschiedener Organe (Lunge, Leber, Niere…) gebildet und kann im Plasma nachgewiesen werden • kann die Unterscheidung zwischen viralen und bakteriellen Infekten erleichtern

Calcitriol

Bildungsort	Ergocalciferol = Vitamin D_2: pflanzlich Cholecalciferol = Vitamin D_3: Haut (Tier bzw. Mensch)

Chem. Struktur Steroid

Calcitriol
(1,25-Dihydroxycholecalciferol)

Syntheseweg

Cholesterin $\xrightarrow{\text{in der Leber}}$ 7-Dehydrocholesterin = Provitamin D

$\xrightarrow{\text{in der Haut unter UV}}$ Cholecalciferol = Vitamin D_3

$\xrightarrow{\text{in der Leber (25-Hydroxylase)}}$ 25-Hydroxy-Cholecalciferol

$\xrightarrow{\text{in der Niere (1\alpha-Hydroxylase)}}$ 1,25-Dihydroxy-Cholecalciferol = Calcitriol

Regulation

$\oplus$ Parathormon / tiefe [Plasma-Ca^{2+}] → aktiviert die 1-Hydroxylase

$\ominus$ FGF-23 / hohe [Plasma-Ca^{2+}] → inhibiert die 1-Hydroxylase

Wirkungen

Komplexes Zusammenspiel von Calcitriol, PTH und [Plasma-Ca^{2+}]; grundsätzlich [Plasma-Ca^{2+}] ⇧ durch:
- Darm: vermehrte Calcium-Resorption (via selektive Gen-Expression → Calcium-Transportproteine ⇧); ähnlich für den Phosphat-Carrier
- Niere: Ca^{2+}-Resorption ⇧ im distalen Tubulus
- Knochen:
  - Ca^{2+}-Mobilisierung aus dem Knochen
  - hingegen bei hoher [Blut-Ca^{2+}]: Ca^{2+}-Einbau in den Knochen
- Parathyroidea: Hemmung der Produktion von PTH (direkt und via Hyperkalzämie)

Klinik

Rachitis (nur Kinder) und Osteomalazie (Kinder oder Erwachsene)

Definition:	mangelnde Mineralisation des Knochens, bei Rachitis zusätzlich Desorganisation der Wachstumsfuge
Ursachen:	• Vitamin D-Mangel (v.a. Malassimilationssyndrom) • Renale Osteodystrophie: 1-Hydroxylase-Mangel • chronische Niereninsuffizienz; Leberzirrhose
Symptome:	Skelettschmerzen, Knochenverbiegungen (ev. O-Beine); Muskelschwäche
Therapie:	Substitution mit Vitamin D_3; Therapie der Grundkrankheit

Osteoporose
- bei primärer Osteoporose des älteren Menschen: meist ist ein (latenter) Calcium- und Vitamin D-Mangel vorhanden
- ausreichende Versorgung mit Calcium und Vitamin D_3 ist die Basis der Prävention und Behandlung der Osteoporose

Bildungsort	• Enteroendokrine Zellen von Duodenum und Jejunum (I-Zellen) • als Neurotransmitter: Neuronen des Plexus myentericus und des Plexus submucosus; auch in weiten Teilen des ZNS vorhanden
Chem. Struktur	Polypeptid; die letzten fünf C-terminalen Aminosäuren sind identisch mit denen von Gastrin
Syntheseweg	Präprocholecystokinin → Cholecystokinin (8 bis 58 Aminosäuren, unterschiedliche posttranslationelle Modifikation)
Regulation	⊕ mizellarisierte langkettige Fettsäuren (> 12 Kohlenstoff-Atome) ⊕ Peptide; Tryptophan, Phenylalanin; Glucose ⊖ Somatostatin
Wirkungen	• **Pankreassekretion** (enzymreich, aus azinärer Pankreaszelle) • **Gallenblasenkontraktion** • Relaxation des Sphincter Oddi • Verzögerung der Magenentleerung • Sättigungsgefühl: $CCK_{peripher}$ ⇧ via Vagus → CCK ⇧ im ventromedialen Hypothalamus (Sättigungszentrum) • als Neurotransmitter im ZNS: beteiligt an der Ausprägung von vielen Verhaltenseffekten (Essverhalten, Gedächtnis, Angst, Panik)

Cortisol

Bildungsort   Nebennierenrinde: Zona fasciculata

Chem. Struktur   Glucocorticoid, Steroid

Syntheseweg

Cholesterol → Pregnenolon → Progesteron →17α-Hydroxyprogesteron

$\xrightarrow{\textit{21-Hydroxylase}}$ 11-Deoxycortisol $\xrightarrow{\textit{11β-Hydroxylase}}$ Cortisol

Transport im Plasma:
• 75% an Corticosteroid Binding Globulin (CBG, Transcortin) gebunden
• 15% an Albumin gebunden, 10% ungebunden

Regulation

⊕ Stress
⊕ CRH → ACTH → Cortisol
Zirkadianer Rhythmus der Glucocorticoid-Freisetzung:
Maximum 06^{00}–09^{00}, Minimum 24^{00}–01^{00}

⊖ Feedback-Hemmung auf Hypothalamus/Hypophyse (CRH; POMC)

Wirkungen

① Primäreffekt: **Stressantwort, Mobilisierung von Energieressourcen**
(direkte Wirkung sowie permissive Wirkung auf Glucagon/Adrenalin)
• Hyperglykämie: Förderung von Proteinabbau + Gluconeogenese
(PEP-Carboxykinase), Glykogensynthese → [BZ]⇧
• gesteigerte Lipolyse (hormonsensitive Lipase ⇧) → [Fettsäuren]⇧

② Chronische Wirkungen:
(v.a. bedeutsam beim medikamentösen Einsatz von Glucocorticoiden!)
• Immunsystem:
– Abfall der zirkulierenden Lymphozyten, Monozyten, Eosinophilen;
Reduktion von deren Funktion (Immunsuppression)
– Anstieg der Leukozyten im Blut (Stress-Leukocytose!)
– Hemmung der Makrophagen
– Hemmung der Prostaglandin-Synthese (Phospholipase A_2;
antiphlogistische Wirkung, aber nicht antibakteriell!)
• Bindegewebe: verzögerte Wundheilung durch Hemmung der Fibro-
blasten-Aktivität und der Kollagensynthese → Atrophie von Haut, Fett-
gewebe und Muskulatur
• Knochen: Osteoporose durch Hemmung des Knochenaufbaus,
Aktivierung der Osteoklasten
• Niere: Ca^{2+}/Ph^{2-}-Ausscheidung ⇧ → Nierensteine
• Magen: Pepsin-Ausschüttung → Stressulcus

Cortisol

Klinik

Hypercortisolismus: Cushing-**Syndrom**

Vorkommen:	• Tumor der NNR (v.a. NNR-Adenom, selten Karzinom) (ACTH ⇓⇓), ca. 20% der endogenen Fälle
	• Tumor der Hypophyse (HVL-Adenom) → **Morbus Cushing** (ACTH ⇑⇑), ca. 70% der endogenen Fälle
	• ektopischer ACTH-produzierender Tumor (v.a. Lunge), ca. 10% der endogenen Fälle
	• **iatrogen**: Behandlung mit hohen Dosen von Gluco-corticoiden (häufigste Ursache des Cushing-Syndroms, z.B. bei Asthma bronchiale, Chron. Polyarthritis) → Suppression von CRH und ACTH → NNR-Atrophie (Absetzen der Steroide → Zeichen d. Cortisolmangels!)
Symptome:	• Stammfettsucht; Vollmondgesicht; Striae rubrae abd.
	• proximale Muskelschwäche
	• Diabetische Stoffwechsellage
	• Hypertonie; Ödeme
Diagnose:	• Medikamenten-Anamnese
	• Labor: [Morgen-Kortisol] ⇑; fehlender Cortisol-Tagesrhythmus; Cortisol durch Dexamethason nicht supprimierbar; freies Cortisol im Urin ⇑
Therapie:	• Tumor der Hypophyse: transsphenoidale Tumor-exstirpation
	• NNR-Tumor: bilaterale Adrenektomie plus Cortisol-Substitution
	• paraneoplastische ektope Produktion: Adrenostatika

Hypocortisolismus: Morbus **Addison**

Vorkommen:	NNR-Insuffizienz infolge
	• Autoimmunkrankheit (75% der Fälle)
	• Nebennieren-Tbc oder -Metastasen
	• Nebennieren-Infarkt bei Sepsis, Nebennieren-Blutung
Symptome:	• Schwäche, rasche Ermüdbarkeit
	• Pigmentierung der Haut + Schleimhäute (Cortisol ⇓⇓ → ACTH ⇑⇑, somit auch MSH erhöht)
	• Gewichtsverlust, Dehydratation
	• niedriger arterieller Blutdruck
	• **Addison-Krise**: zusätzlich Exsikkose, Blutdruckabfall, Schock, Pseudoperitonitis, Hypoglykämie
Diagnose:	• Hyponatriämie; ev. Hyperkaliämie, Hyperkalzämie
	• ACTH-Test (Synacthen®-Test; Cortisol durch ACTH nicht stimulierbar)
Therapie:	Substitution mit Gluco- und Mineralokortikoiden

Hypocortisolismus: andere Formen

• ACTH-Mangel → Addison-ähnliches Bild (ohne Pigmentation)

• Adrenogenitales Syndrom (21-Hydroxylase- oder 11β-Hydroxylase-Mangel → siehe Testosteron)

CRH
ACTH (Corticotropin) Releasing Hormone, Corticoliberin

Bildungsort	Hypothalamus (Nucleus paraventricularis) → über Portalgefässe zum Hypophysenvorderlappen
Chem. Struktur	Polypeptid, 41 Aminosäuren
Regulation	⊕ Pulsatile Ausschüttung (zirkadiane Rhythmik) ⊕ Ausschüttung bei Stress ⊖ Feedback-Hemmung durch Cortisol und ACTH
Wirkungen	Sekretion von ACTH (basal und stressinduziert)
Klinik	Mangel an CRH → siehe ACTH (infolge von Tumoren, Bestrahlung)

Dynorphine

Bildungsort	ZNS (u.a. Hypothalamus, Limbisches System, Hirnstamm, Rückenmark)
Chem. Struktur	Eine Gruppe von endogenen Opioid-Peptiden; enthalten die Aminosäuresequenz **Tyr-Gly-Gly-Phe** (wie Endorphin, Enkephaline) Bekannteste Vertreter: Dynorphin A, Dynorphin B, Neoendorphin
Syntheseweg	Prä-Prodynorphin → Prodynorphin → Dynorphin und Neoendorphin
Wirkungen	• "endogenes Opiat": Agonist an Opiat-Rezeptoren, vorwiegend am κ-Rezeptor • Neurotransmitter und Neuromodulator im ZNS • Magendarmtrakt: Kontraktion des Sphincter Oddi, Darmmotilität ⇩

Eicosanoide

(Prostaglandine, Thromboxane, Leukotriene)

Bildungsort praktisch alle Gewebe und Organe (Gewebshormone)

Chem. Struktur Derivate der Arachidonsäure (Stoffwechselprodukte von mehrfach ungesättigten ω-Fettsäuren mit 20 Kohlenstoff-Atomen)
Rasche Elimination aus dem Gewebe (fast vollständig innert 90 sec)

Prostaglandin A_2

Thromboxan B_2

Leukotrien B_4

Syntheseweg Phospholipase A_2 spaltet Arachidonsäure aus Membran-Phospholipiden; aus Arachidonsäure entstehen:

① $\xrightarrow{\text{Lipoxygenase}}$ Leukotriene

② $\xrightarrow{\text{Cyclooxygenase-1 und -2}}$ Prostaglandine → Thromboxane

Regulation ⊕ spezifische Reize am Entstehungsort = Wirkort

Wirkungen Wirkungen häufig via cAMP oder intrazelluläre $[Ca^{2+}]$ ⇧; vielfältige, vielfach gegenteilige Wirkungen. Klinisch relevant:
- PGE_2 ist involviert ins **Entzündungsgeschehen** (mit PGI_2)
  - Schmerz-Sensibilisierung der nozizeptiven Nervenendigungen
  - Temperatur-Sollwertverstellung im Hypothalamus → Fieber
  - Gefässpermeabilität ⇧ → Rötung und Schwellung
- PGE_2 im Magen: Säuresekretion ⇩ und Schleimproduktion ⇧
- PGE_2 und $PGF_{2\alpha}$ vor und während Menstruation: Involution des Gelbkörpers; Kontraktionen des Uterus (Krämpfe)
- PGE_2 und $PGF_{2\alpha}$ im Fruchtwasser bei Geburtsbeginn: sensibilisiert den Uterus für Oxytocin-Wirkung
- PGI_2: Entzündung siehe PGE_2; Inhibitor der Plättchenaggregation; Vasodilatation (Gegenspieler der Thromboxane)
- TXA_2: Aktivator der Plättchenaggregation
- Leukotriene B4, C4, D4, E4: bewirken Bronchokonstriktion; Gefässpermeabilität ⇧ (Entzündungsreaktion), chemotaktisch für Neutrophile

Klinik
- Entzündungshemmung:
  - Hemmung der Cyclooxigenase durch Acetylsalicylsäure oder NSAID (wenig selektiv, COX-1 und -2) oder durch Coxibe (z.B. Celecoxib – hemmt v.a. COX-2, weniger COX-1 → weniger Nebenwirkungen)
  - Hemmung der Phospholipase A_2 durch Steroide
- Asthma bronchiale: Montelukast (Leukotrien D_4-Rezeptor-Antagonist)
- Pulmonale Hypertonie: Vasodilatation durch Iloprost (PGI_2-Analogon)
- Gastroduodenale Ulzera: Misoprostol (PGE_1-Analogon)
- Pränatalmedizin: Wehenauslösung und Geburtseinleitung mit PGE_2
- Ophthalmologie: $PGF_{2\alpha}$-Analoga (z.B. Latanoprost) senken Augendruck

Endorphine

Bildungsort	Hypophysenvorderlappen (β_1-Zellen, basophil) Neurone des Hypothalamus
Chem. Struktur	Peptid; enthält die Aminosäuresequenz **Tyr-Gly-Gly-Phe** (wie Dynorphin, Enkephaline) Bekannteste Endorphine sind α-, β- und γ-Endorphin
Syntheseweg	Limitierte Proteolyse aus Proopiomelanocortin (vgl. ACTH, MSH, LPH) Das im HVL produzierte Endorphin wird ins Blut abgegeben und gelangt wegen der Blut-Hirn-Schranke nicht ins ZNS
Wirkungen	• "endogenes Opiat": Agonist an Opiat-Rezeptoren (v.a. am µ-Rezeptor, aber auch am δ- und κ-Rezeptor) • Wirkung im ZNS (Thalamus, Cortex, Rückenmark): Neurotransmitter, Neuromodulator (diskutiert werden Effekte wie Stimmungsmodulation, Thermoregulation, Essverhalten, Schmerzreduktion und andere) • Periphere Wirkung: unklare Bedeutung einer erhöhten Plasmakonzentration während Stresssituationen – ev. Schmerzmodulation, Einfluss auf Herz, Blutgefässe, Intestinum
Klinik	Akupunktur wirkt möglicherweise analgetisch über eine Ausschüttung von Endorphinen

Enkephaline

Bildungsort	• ZNS (u.a. Hypophysenvorderlappen) • Peripheres Nervensystem, u.a. Neurone des Plexus myentericus • Nebennierenmark
Chem. Struktur	Pentapeptide, die bekanntesten Vertreter sind • [Met]-Enkephalin: **Tyr-Gly-Gly-Phe**-Met • [Leu]-Enkephalin: **Tyr-Gly-Gly-Phe**-Leu
Syntheseweg	Prä-Proenkephalin → Proenkephalin A → Enkephalin (Die Aminosäuren-Sequenz von Met-Enkephalin ist auch in β-Endorphin enthalten, Enkephalin entsteht aber nicht aus β-Endorphin)
Wirkungen	• "endogenes Opiat": Agonist an Opiat-Rezeptoren, vorwiegend am δ-Rezeptor • Transmitter und Kotransmitter in verschiedenen Regionen des ZNS: Verhaltensregulation, Schmerzmodulation

EPO
Erythropoetin

Bildungsort	• Niere (90%): Zellen im peritubulären Bindegewebe (Fibroblasten) • Leber (wenig): Hepatozyten (während der Fetalperiode findet die EPO-Synthese hauptsächlich in der Leber statt)
Chem. Struktur	Glykoprotein, 165 Aminosäuren, Zuckerseitenketten (40% des Molekulargewichts)
Syntheseweg	Pro-Erythropoetin → Erythropoetin, unter Einfluss des "Hypoxieinduzierten Faktors" HIF
Regulation	⊕ verminderte Sauerstoffsättigung (Hypoxie) des Blutes, Anämie
Wirkungen	• Blutbildung: fördert Proliferation und Differenzierung der Stammzellen zu Proerythroblasten, verhindert deren Apoptose • steigert die Hämoglobin-Synthese in Proerythroblast und Erythroblast • Wirkung verstärkt durch Androgene, Thyroxin, GH • EPO-Rezeptoren in vielen Geweben nachweisbar, auch im ZNS
Klinik	Behandlung verschiedener Formen der Anämie mit rekombinantem EPO: • renale Anämie: ungenügende Blutbildung bei Erythropoetin-Mangel infolge chronischer Niereninsuffizienz (häufig zusätzlich parenterale Eisenzufuhr nötig) • Frühgeborenen-Anämie (Ansprechen der endogenen EPO-Produktion auf einen Hb-Abfall ist vermindert, u.U. wegen der Verlagerung der EPO-Produktion von der Leber in die Nieren) • Anämie bei chronisch entzündlichen Erkrankungen, Tumoranämie • Eigenblutspende (präoperative EPO-Therapie) → Transfusionsbedarf ⇓ • Doping...

FGF-23

Fibroblast Growth Factor 23 (ein "Phosphatonin")

Bildungsort	Knochen (Osteoblasten)
Chem. Struktur	Polypeptid
Regulation	⊕ hohe [Phosphat] im Serum ⊕ Vitamin D3
Wirkungen	• Niere: Phosphat-Ausscheidung ⇧ (Hemmung der 1α-Hydroxylase; Verhinderung einer Gegenregulation durch Vitamin D3) • Darm: Phosphat-Aufnahme aus der Nahrung ⇩ (durch reduzierte Expression von Phosphat-Transportern) FGF-23 und möglicherweise weitere Phosphatonine sind wichtige Regulatoren des Phosphathaushaltes. "Klotho" (ein Protein aus der Niere) scheint ein wesentlicher Cofaktor von FGF-23 zu sein und spielt möglicherweise eine Rolle im Zusammenhang mit Alterungsprozessen.

FSH

Follikel-stimulierendes Hormon, Follitropin

Bildungsort	Hypophysenvorderlappen (δ-Zellen, basophil)
Chem. Struktur	Glykoprotein mit α- und β-Untereinheit α-Untereinheit homolog zu LH, HCG und TSH β-Untereinheit ist spezifisch für FSH
Regulation	⊕ GnRH ⊖ von den Gonaden produziertes Estradiol bzw. Testosteron (negatives Feedback an HVL und Hypothalamus [→ GnRH ⇩]) ⊖ Inhibin (negatives Feedback nur an HVL)
Wirkungen	FSH ist ein Gonadotropin: • Frau: Follikelreifung → Granulosazellen des Follikels produzieren Androgene aus Östrogenen, sowie Inhibin • Mann: Produktion von Spermatozoen ⇧ durch Aktivierung der Sertoli-Zellen; diese produzieren nebenbei ebenfalls Inhibin)

Klinik

Hypogonadismus

Formen:	• primärer Hypogonadismus: Störung auf Ebene der Keimdrüsen • sekundärer Hypogonadismus: Störung auf Ebene Hypothalamus/Hypophysenvorderlappen
Ursachen des sekundären H.	• HVL-Insuffizienz mit Ausfall mehrerer Hormone • idiopathischer isolierter Mangel an LH oder FSH • Kallmann-Syndrom (X-chromosomal; häufig mit Anosmie)

Symptome:	• Kinder: Ausbleiben der Pubertät
	• Jugendliche:
	  – Stillstand der Pubertät
	  – Gynäkomastie/Kryptorchismus bei Jungen
	  – primäre Amenorrhoe bei Mädchen
	• Erwachsene:
	  – Abnahme der Libido
	  – Azoospermie resp. sekundäre Amenorrhoe
	  – Osteoporose
	  – Ausfall der Sekundärbehaarung

Therapie:	• Substitution mit Testosteron resp. Östrogenen • Reproduktionsmedizin (Sterilität infolge Anovulation resp. ungenügender Spermatogenese): FSH-Analoga

Gastrin

Bildungsort	G-Zellen im Antrum des Magens und im Duodenum

Chem. Struktur

Oligopeptid
Preprogastrin → (101 AS) → Progastrin → Gastrin-34, Gastrin-17 etc.

Regulation

⊕ Die Sekretion von Gastrin wird stimuliert durch:
- Dehnung des Magens
- Proteine und Peptide sowie Aminosäuren (Phe, Trp) in der Nahrung
- Magensaft-pH über 2.5
- Alkohol, Koffein
- Stimulation des N. vagus → GRP ⇧ → Gastrin ⇧

⊖ Die Sekretion wird gehemmt durch:
- pH unter 3 (negatives Feedback: Magensäure → D-Zelle produziert Somatostatin → Hemmung der Gastrin-Sekretion → Magensäure ⇩)
- verschiedene Hormone: Somatostatin, Secretin, VIP

Wirkungen

- Stimulation der **HCl**-Produktion:
  - direkte Wirkung auf Belegzellen = Parietalzellen
  - indirekte Wirkung via ECL-Zelle → Histamin ⇧ → parakrine Stimulation der Belegzelle via H_2-Rezeptor)
- Stimulation der **Pepsinogen**-Produktion (Hauptzelle) → Umwandlung zu Pepsin (Verdauungsemzym) im sauren Magen-Milieu
- Tonisierung der glatten Magenmuskulatur; Wachstum d. Magenmucosa

Klinik

Zollinger-Ellison-Syndrom (Gastrinom)

Definition:	meist maligner Tumor, Bildung von Gastrin und anderen GI-Hormonen; meist im Pankreas gelegen, seltener im Duodenom; oft im Rahmen einer MEN-I (multiplen endokrinen Neoplasie)
Symptome:	• Überproduktion von Magensäure → therapieresistente, rezidivierende Ulcera in Magen und Duodenum • häufig Diarrhoe; gelegentlich Steatorrhoe (HCl inaktiviert Lipasen)
Therapie:	• Tumorresektion (nur bei Fehlen von Metastasen) • Medikamentös: Säureblockade mit Protonenpumpenhemmern

Autoimmungastritis

Definition:	Autoantikörper gegen Belegzellen → Produktion von Magensäure ⇩ (Achlorhydrie) → Gastrin-Produktion ⇧
Symptome:	asymptomatisch oder unspezifische Oberbauchbeschwerden
Kompl.:	• perniziöse Anämie = Vitamin B_{12}-Mangelanämie (wegen Auto-Antikörper gegen Intrinsic Factor) • Auftreten von Magenkarzinom und Karzinoiden (aufgrund einer Hyperplasie der ECL-Zellen, durch Gastrin überstimuliert)
Therapie:	• Protonenpumpenhemmer • ev. Vitamin B_{12}-Substitution • regelmässige Endoskopien (Karzinomrisiko)

Gastrin Releasing Peptide
(GRP; Bombesin)

Bildungsort	Neuroendokrine Zellen im Antrum des Magens und im Duodenom
Chem. Struktur	Polypeptid (27 AS) (Gastrin-releasing-peptide [GRP] ist das humane Äquivalent zum Peptid Bombesin in der Haut von Amphibien)
Regulation	$\oplus$ Vagusreiz
Wirkungen	• Freisetzung von Gastrin in G-Zellen des Magens → Produktion von Magensäure ⇧ • Steigerung der Pankreasenzymsekretion • glatte Muskulatur: rasche Magenentleerung; Gallenblasenkontraktion

GH

Growth Hormone, Somatotropin

Bildungsort	Hypophysenvorderlappen (α-Zellen, acidophil)
Chem. Struktur	Polypeptid aus 191 Aminosäuren; Struktur homolog zu HCS, PRL
Regulation	⊕ GHRH; Schlaf; Stressoren; Hypoglykämie ⊖ Somatostatin (= GHIH); Hyperglykämie ⊖ Negatives Feedback von GH und IGF I zum Hypothalamus

Wirkungen

Indirekte (langsame) Wirkung via IGF-1 (GH-Rezeptor in Leber, Muskel, Knochen, Knorpel): **Wachstum** nachgeburtlich bis zur Schliessung der Epiphysenfugen
• Chondrogenese ⇧; Knochenwachstum ⇧; Muskelmasse ⇧
• Proteinsynthese ⇧ (somit Stimulation der Zellteilung) → Wachstum von Herz, Leber, Milz, Schilddrüse etc.

IGF-1:
• Insulin-like Growth Factor, in der Leber produziert
• vermittelt die Wirkung von GH, hat daneben aber auch eine direkte parakrine und autokrine Wirkung

Direkte Wirkung von GH (metabolische Wirkungen bei akuter Gabe):
• Fettsäure-Mobilisierung und Gluconeogenese ⇧ → [Blutglucose] ⇧
• Insulinresistenz (Hemmung der peripheren Glucoseaufnahme)
• Wasserretention

Klinik

Überfunktion

Vorkommen:
• Hypophysen-Adenom
• selten Tumor des Hypothalamus mit exzessiver GHRH-Produktion
• selten ektope Produktion von GHRH oder GH durch Karzinome/Karzinoide

Symptome:
• beim Kind: Gigantismus (solange die Epiphysenfugen offen sind)
• beim Erwachsenen:
  – Akromegalie, Organomegalie (Herz, Leber)
  – gestörte Glucosetoleranz, Diabetes mellitus
  – Wasserretention; Gewichtszunahme

Therapie:
• chirurgisch (transsphenoidale Adenom-Resektion)
• Hemmung der GH-Sekretion (Somatostatin-Analoga, Octreotid), Dopamin-Agonisten

Unterfunktion

Vorkommen:
• Hypophysentumoren; Trauma
• Sheehan-Syndrom (postpartale HVL-Nekrose)

Symptome:
• Kleinwuchs beim Kind ab 2. Lebensjahr wegen Mangel an GH, IGF-1 (proportionierter Kleinwuchs) respektive wegen Rezeptordefekt (nicht proport. Kleinwuchs)
• rezidivierende Hypoglykämien
• normale Intelligenz

Therapie:
Substitution mit rekombinantem GH (bei GH-Mangel) resp. mit rekombinantem IGF-1 (bei GH-Resistenz)

Ghrelin

Growth Hormone Release Inducing Hormone

Bildungsort	• vorwiegend Epithelzellen des Magenfundus; auch im Pankreas • wenig auch im Hypothalamus und in der Hypophyse
Chem. Struktur	Polypeptid, 28 AS; speziell: die 3. Aminosäure Serin ist mit Octansäure verestert (diese Octanoyl-Gruppe ist für Hormonwirkung massgeblich)
Syntheseweg	Präprohormon → Proteolyse / Veresterung → Ghrelin
Regulation	⊕ "leerer Magen", Fasten; postprandial sind Ghrelin-Spiegel erniedrigt
Wirkungen	Regulation der Energie-Homöostase Wirkt am Ghrelin-Rezeptor im HVL und Hypothalamus: • Starke Stimulation der GH-Sekretion (im Zusammenspiel mit GHRH und Somatostatin) • verstärkt Hungergefühl → Appetit-steigernde Wirkung
Klinik	• Adipositas: Beeinflussung von Ghrelin (und Leptin) ist Ziel aktueller Forschungsprojekte • Prader-Willi-Syndrom (sehr seltene genetische Erkrankung): betroffene Patienten entwickeln u.a. eine extreme Adipositas mit unkontrollierbarem Heisshunger; geht einher mit hohem Ghrelin-Spiegel

GHRH

GH Releasing Hormone, Somatocrinin

Bildungsort	Hypothalamus (Nucleus arcuatus) → über Portalgefässe zum Hypophysenvorderlappen
Chem. Struktur	Polypeptid mit 43 Aminosäuren
Regulation	Pulsatile Freisetzung von GHRH ⊕ Stimulation durch Stressoren, Schlaf ⊖ negative Rückkopplung durch GH
Wirkungen	Produktion und Sekretion von GH im HVL

GIP
Glucose-dependent Insulinotropic Polypeptide
(Gastric Inhibitory Polypeptide)

Bildungsort	Duodenum und proximales Jejunum, K-Zellen
Chem. Struktur	Polypeptid, 42 Aminosäuren
Regulation	⊕ orale Nahrungsaufnahme (Kohlehydrat- und Lipid-reiche Mahlzeiten) (max. Plasmakonzentration kurz nach Nahrungsaufnahme, noch bevor die Nährstoffe im Darm resorbiert werden)
Wirkungen	• ist ein sog. *Inkretin* (vgl. GLP-1) • stimuliert die Glucose-abhängige Insulinsekretion ("glucose-dependent insulinotropic"), wirkt also im Zusammenhang mit Nahrungsaufnahme • kein wesentlicher Effekt auf Glucagon-Sekretion • spielt eine Rolle in der Regulation des Körpergewichts (GIP-Rezeptor auf Adipozyten → stimuliert Lipoprotein-Lipase) • Magensäuresekretion ⇩ erst in unphysiologisch hohen Konzentrationen ("gastric inhibitory", die ursprünglich angenommene Wirkung)

Glucagon

Bildungsort	Endokrines Pankreas (Langerhans'sche Inseln): α-Zellen
Chem. Struktur	Polypeptid, 29 Aminosäuren (Struktur verwandt mit Secretin und VIP)
Syntheseweg	Proglucagon → Glucagon (Freisetzung aus Speichervesikeln mittels Exocytose)
	Durch unterschiedliche proteolytische Spaltung von Proglucagon in Zellen der Darmwand entstehen dort andere Peptidhormone wie GLP-1, GLP-2, Oxyntomodulin → siehe Glucagon-like Peptides)
Regulation	⊕ Proteine, Aminosäuren (oral aufgenommen)
	⊕ Katecholamine (β-adrenerg); Cortisol; CCK
	⊖ Glucose; Insulin, Somatostatin, GLP-1 (parakrin)
Wirkungen	**Schutz vor Hypoglykämie,** Glucose-Freisetzung durch die Leber:
	• Glycogensynthese ⇓ (Glycogensynthase, via cAMP)
	• Glycogenolyse ⇑ (Phosphorylase, via cAMP)
	• Gluconeogenese ⇑ (Pyruvatcarboxylase, PEP-Carboxylase, F-1,6-Bisphosphatase, G-6-Phosphatase,)
	• Ketogenese ⇑ (Hemmung der Acetyl-CoA-Carboxylase)
Klinik	• Diabetes mellitus: bei schwerer Hypoglykämie mit Bewusstlosigkeit kann Glucagon als Notfall-Therapie i.m. oder s.c. verabreicht werden (auch durch Laien anwendbar)
	• Glucagonom (extrem seltener Inselzelltumor)

Glucacon-like Peptides
"Enteroglucagon", GLP-1, GLP-2, Oxyntomodulin

Bildungsort	Intestinale endokrine L-Zellen (Ileum; auch im Colon)
Chem. Struktur	• GLP-1 (glucagon-like peptide-1): Polypeptid mit 37 Aminosäuren • GLP-2 (glucagon-like peptide-2): Polypeptid mit 33 Aminosäuren • Oxyntomodulin: Polypeptid mit 37 Aminosäuren (enthält die ganze Aminosäure-Sequenz von Glucagon)
Syntheseweg	Proglucagon → GLP-1 oder GLP-2 oder Oxyntomodulin, durch unterschiedliche proteolytische Spaltung (es entstehen auch andere Peptide wie GRPP und Glicentin, biolog. Wirkung aber noch unbekannt) (Glucagon entsteht ebenfalls aus Proglucagon, aber nur in α-Zellen des endokrinen Pankreas → siehe Glucagon)
Regulation	⊕ Kohlehydrate, Lipide (im Dünndarmlumen) ⊖ Somatostatin
Wirkungen	GLP-1: ist ein sog. *Inkretin* mit folgenden Effekten: • fördert glucoseabhängig die Insulin-Sekretion (GLP-1 Rezeptor auf β-Zellen der Langerhans'schen Inseln) (→ BZ ⇓) • hemmt Glucagon-Sekretion im Pankreas (→ BZ ⇓) • hemmt Magenentleerung und Magensäuresekretion *Eigenschaften von Inkretin-Hormonen:* • *Synthese in endokrinen Zellen des Darmes* • *Sekretion nach Nahrungsaufnahme (Glucose oral)* • *bewirken Insulinfreisetzung in Abhängigkeit vom Blutglucosespiegel* GLP-2: ist ein gastrointestinaler Wachstumsfaktor (Proliferation der Epithelzellen) Oxyntomodulin: • Wirkung via GLP-1 Rezeptor und via Glucagon-Rezeptor • reduziert Nahrungsaufnahme, bewirkt Sättigungsgefühl
Klinik	Diabetes mellitus Typ 2: • Exenatide: wirkt am GLP-1 Rezeptor; steigert glukoseabhängig die Insulin-Synthese und Sekretion aus den β-Zellen des Pankreas → BZ ⇓ bei geringem Hypoglykämie-Risiko • Gliptine (Sitagliptin, Vildagliptin u.a.): Inhibitoren der Dipeptidylpeptidase-4 (DPP-4) → Abbau von GLP-1 wird inhibiert → Insulinausschüttung ⇑ (nur nach Nahrungsaufnahme, da nur dann erhöhte Blutspiegel an GLP-1 existieren; somit kein Hypoglykämie-Risiko) Adipositas: Oxyntomodulin kann zur Gewichtsreduktion eingesetzt werden (erst experimentell)

GnRH

Gonadotropin Releasing Hormone, Gonadoliberin, LH-RH/FSH-RH

Bildungsort	Hypothalamus → über Portalgefässe zum Hypophysenvorderlappen
Chem. Struktur	Dekapeptid
Regulation	⊕ Pulsatile Ausschüttung alle 90-120 min (Nucleus arcuatus) ⊖ Negatives Feedback von Estradiol/Progesteron bzw. Testosteron
Wirkungen	Pulsatile Sekretion der beiden Gonadotropine LH und FSH (Wirkung zyklusabhängig, am besten kurz vor der Ovulation)

Klinik	• hypogonadotroper Hypogonadismus → siehe FSH
	• GnRH Analoga werden therapeutisch eingesetzt:
	  − Reproduktionsmedizin (nebst GnRH-Antagonisten)
	  − zentrale vorzeitige Pubertät
	  − fortgeschrittenes Prostatakarzinom (ist androgen-abhängig; meist zusätzlich Gabe von Antiandrogenen)
	  − ist eine Behandlungsmöglichkeit bei Endometriose (nebst Operation)

Bildungsort	Placenta: Syncytiotrophoblast
Chem. Struktur	Glykoprotein mit α- und β-Untereinheit α-Untereinheit homolog zu LH, FSH und TSH β-Untereinheit ist spezifisch für HCG
Syntheseweg	Transkription aus embryonalem Genom
Regulation	zunehmender Anstieg der HCG-Konzentration in den ersten Wochen der Schwangerschaft, Maximum zwischen 10. und 12. Woche, Abfall auf basale Konzentrationen ab 20. SSW
Wirkungen	• stimuliert Corpus luteum des Eierstocks zur Synthese von Progesteron, bis die Plazenta diese Funktion übernimmt • verhindert die Degeneration des Corpus luteum zum Corpus albicans (es entwickelt sich zum Corpus luteum graviditatis) • bewirkt Immuntoleranz gegenüber dem Embryo

Klinik	• Schwangerschaft: HCG aus Plazenta gelangt in den mütterlichen Kreislauf, Schwangerschaftstest mittels Nachweis von β-HCG
	  – Nachweis im Urin ab ca. 14. Tag nach Befruchtung (ca. 2. Tag nach Ausbleiben der Menstruation)
	  – Nachweis im Blut frühestens ab ca. 7. Tag nach Befruchtung
	• β-HCG als Tumormarker (beim Mann, resp. bei der Frau und ausgeschlossener Schwangerschaft)
	  – bei Keimzelltumoren oder Plazentatumoren (Seminom, Chorion-karzinom, Ovarialkarzinom)
	  – teils auch erhöht bei Tumoren von Mamma, Leber oder Lunge
	• Einsatz in der Reproduktionsmedizin zum Auslösen eines Eisprungs

HPL

Human Placental Lactogen, Human Chorionic Somatomammotropin HCS

Bildungsort	Placenta: Syncytiotrophoblast
Chem. Struktur	Protein, 191 Aminosäuren; Struktur homolog zu GH, PRL
Syntheseweg	Transkription aus embryonalem Genom
Regulation	Plasmaspiegel steigen während der Schwangerschaft kontinuierlich an (in Abhängigkeit des Wachstums von Fetus und Plazenta)
Wirkungen	HCS modifiziert den Metabolismus der Mutter während der Schwangerschaft → stellt fetale Versorgung sicher • bewirkt Insulinresistenz → Blutzucker ⇧ • senkt mütterliche Glucose-Utilisation • induziert die Lipolyse, stellt freie Fettsäuren zur Verfügung • hat auch somatotrope Wirkung (aber schwächer als GH)
Klinik	Zusammenhang mit Entstehung eines Schwangerschaftsdiabetes vermutet (wegen insulin-antagonistischer Wirkung)

Insulin

Bildungsort	Endokrines Pankreas (Langerhans'sche Inseln): β-Zellen
Chem. Struktur	Polypeptid

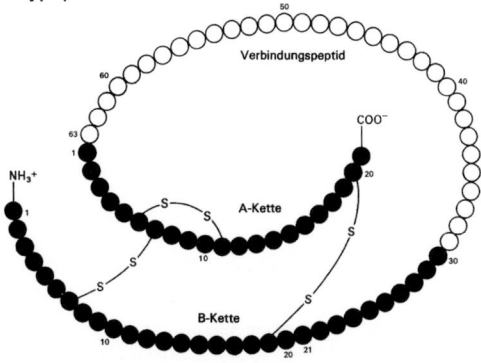

Syntheseweg

Präproinsulin → Proinsulin → Insulin (A und B-Kette): Entfernung des C-Peptids (äquimolare Sekretion, somit ist [C-Peptid] ein Mass für die endogene Insulinproduktion)

Regulation

⊕ **Glucose**, Aminosäuren; β-adrenerge Stimulation
⊕ GLP-1, GIP, CCK, Sekretin, Gastrin
Nahrungsaufnahme → [Insulin] steigt innert Minuten an (Exocytose aus Speichergranula); konstante Stimulation durch Glucose führt zu biphasischer Sekretion (rasche Frühphase, langsamere Spätphase)

⊖ α-adrenerge Stimulation, Somatostatin (parakrin)

Wirkungen

Nahrungsmittel-Verwertung durch:

① Senkung des Blutglucosespiegels, Aufnahme ⇧ von Glucose in Muskel- und Fettzellen via GLUT4 (Glucose-Carrier; vermehrte Produktion sowie Einbau in die Plasmamembran aus intrazellulärem Pool)

② Leber:
• Glycogensynthese ⇧ (Glycogensynthase, Glucokinase)
• Glycogenolyse ⇩ (Phosphorylase)
• Fettsynthese ⇧
• Proteinsynthese ⇧
• Glycolyse ⇧ (Hexokinase, Phosphofructokinase, Pyruvatkinase)
• Gluconeogenese ⇩ (Pyruvatcarboxylase, PEP-Carboxylase, F-1,6-Bisphosphatase, G-6-Phosphatase)

③ Muskel:
Proteinsynthese ⇧; Glycogensynthese ⇧; Glycogenolyse ⇩

④ Fettgewebe:
• Lipidspeicherung ⇧ (Lipoprotein-Lipase) [→ Gewichtszunahme bei der Diabetes-Behandlung mit Insulin]
• Lipolyse ⇩ (Hormonsensitive Lipase)
• Synthese ⇧ von Triglyceriden, Cholesterin und VLDL

⑤ Förderung von Zellproliferation und Zelldifferenzierung (nebst anderen Wachstumshormonen)

Insulin (Forts.)

Klinik

Diabetes mellitus

① Diabetes mellitus Typ I (juveniler Diabetes, ca. 10%)

Definition: Insulinmangel mit konsekutiver Stoffwechselentgleisung, bedingt durch autoimmune Zerstörung der β-Zellen

Ursache: unklarer Auslöser → Autoantikörper gegen β-Zellen → Zerstörung der β-Zellen → Insulinmangel und Stoffwechselentgleisung:
- Insulinmangel → Glucoseaufnahme in Zelle ⇩, deshalb Hyperglykämie, ev. Glucosurie; Verlagerung der Brennstoffe von Kohlehydraten auf Fette
- Glucagonüberschuss → Hemmung der Glycolyse, Stimulation der Gluconeogenese und Lipolyse → [Acetyl-CoA] ⇧ ⇧ → Ketonkörperproduktion ⇧ → Ketoazidose

Symptome:
- Im typischen Fall akute Manifestation bei einem jungen schlanken Patienten mit Polydipsie, Polyurie, Gewichtsverlust
- Komplikation: Ketoazidose mit metabolischer Azidose, massiver Exsikkose, Tachykardie und Hypotonie, Kussmaul-Atmung, Bewusstseinsstörung

Therapie: Insulintherapie, meist Basis-Bolus-Prinzip

② Diabetes mellitus Typ II (Altersdiabetes, ca. 90%)

Definition: Glucosestoffwechselstörung, bedingt durch eine periphere Insulinresistenz und Störung der Insulinsekretion, häufig assoziiert mit zentraler Adipositas, Hypertonie, Dyslipidämie (metabolisches Syndrom)

Ursache: Primärer Defekt: Insulinresistenz wegen Postrezeptor-Defekt → Kompensation durch erhöhte Insulinsekretion → Hyperinsulinämie wird ungenügend → [Glucose] ⇧ → Diabetes wird manifest (lange prädiabetische Phase von 5-10 Jahren)

Symptome:
- Müdigkeit; Polyurie, Polydipsie; Infekte
- Die meisten Fälle sind asymptomatisch
- akute Komplikation: Hyperosmolares Koma mit massiver Exsikkose, ev. Krampfanfällen, Koma

Therapie:
- Ernährungsumstellung, Gewichtsabnahme, körperliche Aktivität
- orale Antidiabetika; oft Insulintherapie notwendig

Insulinom

Ursache: In 90% gutartige Tumoren der β-Zellen, meist solitär, selten mit MEN Typ I. Produzieren teils nur Insulin, teils auch andere Hormone.

Symptome: spontane Hypoglykämien (typischerweise durch Fasten ausgelöst) → Schwitzen, Tachykardie; Verwirrtheit; Heisshunger → rapide Besserung nach Glucosezufuhr

Therapie: meist chirurgische Resektion

Bildungsort	Fettzellen (weisse Adipozyten)
Chem. Struktur	Protein, 167 Aminosäuren (λεπτός = "dünn")
Regulation	• wird in einer Menge proportional zur Fettzellmasse produziert • circadiane Rhythmik, unabhängig von einzelnen Mahlzeiten

Wirkungen	• Leptin-Rezeptoren vor allem in zwei verschiedenen Regionen des Hypothalamus (Nucleus arcuatus)
	• Leptin hemmt das Auftreten von Hungergefühlen:
	  – Produktion ⇓ des appetitstimulierenden NPY (Neuropeptid Y)
	  – Produktion ⇑ des appetitzügelnden Neuropeptids α-MSH (über die Vorstufe Proopiomelanocortin, POMC)
	• Wirkung an peripheren Rezeptoren (Leber, Muskel, Gonaden etc.): Steuerung der Nährstoff-Verwendung
	• Einfluss auf Gonadenachse und corticotrope Achse (via POMC ⇑)

Klinik	Adipositas In den meisten Fällen besteht nicht ein Leptin-Mangel sondern eine Leptin-Resistenz (deswegen ist Anwendung von rekombinantem Leptin beim Menschen nicht erfolgreich, ausser bei den seltenen Leptin-defizienten Patienten) Anorexia nervosa Geringe Fettmasse → zu wenig Leptin → keine rhythmische LH-FSH-Sekretion → Amenorrhoe

LH

Luteinisierendes Hormon, Lutropin

Bildungsort	Hypophysenvorderlappen (δ-Zellen, basophil)
Chem. Struktur	Glykoprotein mit α- und β-Untereinheit α-Untereinheit homolog zu FSH, HCG und TSH β-Untereinheit ist spezifisch für LH
Regulation	⊕ LHRH (= GnRH) ⊖ von den Gonaden produziertes Estradiol bzw. Testosteron (negatives Feedback an HVL und Hypothalamus [→ GnRH ⇓]) ⊕ positives Feedback kurz vor Ovulation → LH-Peak → Ovulation

Wirkungen	LH ist ein Gonadotropin:
	• Frau:
	  – Follikelphase: FSH bewirkt Follikelwachstum, LH führt zur Follikelreifung; Produktion von Androgenen als Vorstufe der Östrogene durch Theca-Zellen; Produktion von Progesteron
	  – Zyklusmitte: LH-Peak → Ovulation
	  – Lutealphase: LH fördert Corpus luteum → Produktion von Östrogenen und Progesteron; bei Eintreten einer Schwangerschaft wird die Funktion von LH später durch HCG übernommen
	• Mann: induziert in den Leydig-Zellen die Synthese und Freisetzung von Testosteron ("ICSH" interstitial cell-stimulating hormone)

Klinik	siehe FSH

LPH

Lipotropes Hormon, Lipotropin

Bildungsort	Hypophysenvorderlappen (β_1-Zellen, basophil)
Chem. Struktur	Polypeptid, 90 Aminosäuren (β-LPH) resp. 56 Aminosäuren (γ-LPH)
Syntheseweg	durch limitierte Proteolyse aus POMC (Proopiomelanocortin; vgl. ACTH, α-MSH, β-Endorphin)
Wirkungen	• Vorläuferprotein für Endorphine, aber auch für MSH • Lipid-mobilisierende Funktion (Lipolyse; Steroidogenese)

Melatonin

Bildungsort	• Pinealozyten in der Zirbeldrüse (Glandula pinealis, Epiphyse – endokrine Wirkung) • Retina (parakrine Wirkung) • Gastrointestinaltrakt (wenig; parakrine Wirkung)
Chem. Struktur	Alkaloid mit Tryptamin-Struktur

Syntheseweg	Tryptophan → Serotonin → Melatonin
Regulation	⊕ Dunkelheit ⊖ Tageslicht Die Melatonin-Produktion in der Zirbeldrüse steht unter Kontrolle des Nucleus suprachiasmaticus, welcher von der Retina Informationen über das Tagesmuster von Licht und Dunkelheit erhält und für die zirkadiane Rhythmik verantwortlich ist (maximale Konzentration 02:00h–04:00h).
Wirkungen	Die Wirkungen von Melatonin sind insgesamt erst mässig dokumentiert (MT_1-, MT_2- und MT_3-Rezeptoren): • Koordinierung der circadian-rhythmischen Vorgänge im Körper • Stimulans für die Ausschüttung von GH • Antioxidans (erst bei relativ hohen Blutkonzentrationen) • stimulierende Wirkung auf das Immunsystem • antigonadotrope Wirkung
Klinik	**Melatonin** kann Jetlag-Symptome verbessern und bei primärer Insomnie als kurzfristige Behandlung eingesetzt werden (in der Schweiz als Circadin® im Handel). Viele weitere phantastische Wirkungen werden Melatonin zugeschrieben, konnten aber bisher wissenschaftlich nicht belegt werden (Vertrieb in USA als Nahrungsergänzungsmittel): • Anti-Aging • Krebsvorbeugung • Prophylaxe von Herzinfarkten und Schlaganfällen etc. **Agomelatin** (chemisch mit Melatonin verwandt) ist ein melatonerger (MT_1- und MT_2-Rezeptor) Agonist und 5-HT_2-Antagonist; es wirkt antidepressiv und hat eine vorteilhafte Wirkung auf den Schlaf (in der Schweiz als Valdoxan® im Handel zur Behandlung von depressiven Episoden).

Motilin

Bildungsort	Duodenum, oberes Jejunum (M-Zellen)
Chem. Struktur	Polypeptid, 22 AS (keine Strukturähnlichkeit mit anderen GI-Hormonen)
Syntheseweg	Proteolytische Spaltung aus Precursorprotein
Regulation	[Motilin] ist tief während der digestiven Phase, wird aber während Nüchternzustand des Magens (interdigestive Phase) zyklisch ausgeschüttet (ca. alle 90 min)
Wirkungen	• Tonuserhöhung im unteren Ösophagussphinkter; interdigestive Dünndarm-Motorik ⇧, Gallenblasen-Kontraktion MMK-Zyklen fallen zeitlich mit einem Anstieg der Motilin-Konzentration zusammen (MMK = interdigestiver wandernder myoelektrischer Motorkomplex, kurze Phase sehr intensiver peristaltischer Aktivität, "Ausputzerfunktion") • Stimuliert Produktion von Pepsin
Klinik	Das Antibiotikum Erythromycin wirkt als Agonist am Motilin-Rezeptor • Kontraktion des unteren Ösophagussphinkters • deutliche Beschleunigung der Magenentleerung → Erythromycin-Analoga mit motilin-agonistischer, aber fehlender antibiotischer Wirkung sind in Entwicklung (Einsatz denkbar bei diabetischer Gastroparese, chronischer intestinaler Pseudo-Obstruktion)

MSH

Melanozyten-stimulierendes Hormon, Melanotropin

Bildungsort	Hypophysenvorderlappen (β_1-Zellen, basophil)
Chem. Struktur	Polypeptid, 13 AS (α-MSH; daneben gibt es noch β-MSH und γ-MSH)
Syntheseweg	durch limitierte Proteolyse aus Proopiomelanocortin (vgl. ACTH, β-Endorphin, LPH)

Wirkungen	• Agonist am Melanocortin-Rezeptor (MC1R, MC3R, MC4R):
	 • Wirkungen an der Haut (MC1R):
	   – Melaninsynthese ⇧ in Melanozyten
	   – Kontrolle der Melanozyten-Expansion
	   – Kontrolle der Pigment-Dispersion
	 • Wirkungen im ZNS (MC3R, MC4R)
	   – Unterdrückung der Fieberreaktion
	   – bewirkt Sättigungsgefühl
	   – Regulation der sexuellen Erregung

Klinik	verstärkte Ausschüttung bei Morbus Addison → Hyperpigmentierung (→ siehe Cortisol)

Neurotensin

Bildungsort	• weit verbreitet im ZNS • Ileum (N-Zellen)
Chem. Struktur	Polypeptid, 13 Aminosäuren
Syntheseweg	Proteolyse aus einem Vorläuferprotein, das auch das Neuropeptid Neuromedin N (ein Oligopeptid mit 6 Aminosäuren) enthält
Regulation	$\oplus$ intestinale Sekretion: Fette und Alkohol im Jejunum
Wirkungen	Im ZNS (Neuropeptid): • Modulation des dopaminergen Systems • Einfluss auf Produktion von GnRH, CRH, GHRH, Somatostatin u.a. • möglicherweise antipsychotische Effekte • Analgesie, Hypothermie Im Gastrointestinaltrakt (hormonelle Wirkung): • Hemmung der Magensaftsekretion (Belegzellen) • Stimulation der Mucinproduktion (Becherzellen) • Umschaltung der interdigestiven in die digestive Motorik, Unterbruch der MMK (myoelektrischen Motorkomplexe)
Klinik	Postuliert wird eine Rolle von Neurotensin bei • Schizophrenie • Substanzmissbrauch • Parkinsonkrankheit • Schmerzverarbeitung • Krebsentstehung

Östrogene

Bildungsort	• Ovar: Granulosa-Zellen, Theca interna-Zellen des Follikels • Corpus luteum: Granulosa-Lutein-Zellen, Theca-Lutein-Zellen • Plazenta • Nebennierenrinde und Leydig-Zellen des Hodens (wenig)

Chem. Struktur   Steroide

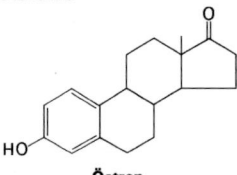

Östron   Östradiol

Syntheseweg

Ovar:
① Theca-Zelle: Cholesterin → Pregnenolon → Progesteron *oder* Dehydroepiandrosteron → *Androstendion*

② Granulosa-Zelle: Androstendion $\xrightarrow{Aromatase}$ *Estron*

oder Androstendion → Testosteron $\xrightarrow{Aromatase}$ *Estradiol* → *Estriol*

Plazenta: Synthese aus Dehydroepiandrosteron (DHEA) aus mütterlicher und fetaler NNR (keine de novo-Synthese aus Cholesterin, im Gegensatz zu Progesteron)

Regulation

⊕ GnRH → FSH → Östrogene

⊖ Negatives Feedback auf Hypophyse und Hypothalamus (präpubertär: verstärkter neg. Feedback; Zyklusmitte: *positives* Feedback)

Wirkungen

• Wachstum der inneren Geschlechtsorgane; Proliferation von Vaginal- und Uterusepithel
• Reifung einer befruchteten Eizelle
• Brustwachstum; Proliferation der Ausführungsgänge der Brustdrüse
• Erhöhung der Knochendichte; Blutfette: LDL ⇩, HDL ⇧

Klinik

Postmenopause

Definition:	Physiologischer Ausfall der ovariellen Östrogen- (und Progesteron-) Produktion → Anstieg von FSH und LH
Symptome:	• vasomotorische Instabilität (Hitzewallungen) • Atrophie von Vaginal- und Uterusepithel; Dyspareunie • Knochenabbau > Knochenanbau → Osteoporose
Therapie:	in ausgewählten Fällen Hormonersatztherapie (Östrogen, plus Gestagen bei Frauen mit Uterus!), zur Behandlung des klimakterischen Syndroms (cave Langzeit-Nebenwirkungen: kardiovaskuläre Ereignisse, Thrombose, Mammakarzinom)

Andere Indikationen

• Mammakarzinom, rezeptor-positiv: adjuvante Hormontherapie mit selektiven Östrogenrezeptormodulatoren (SERM, Antiöstrogene) oder Hemmern der Aromatase

• Orale Kontrazeptiva (Ovulationshemmer): Ethinylestradiol + Gestagen

Oxytocin

Bildungsort

Hypothalamus: neurosekretorische Zellen des Ncl. supraopticus und paraventricularis; Speicherung in sekretorischen Vesikeln in deren Nervenendigungen im Hypophysenhinterlappen

Chem. Struktur

Oligopeptid, 9 Aminosäuren (7 davon identisch mit ADH)

$$
\begin{array}{c}
\text{S}\text{————————}\text{S} \\
| \qquad\qquad\qquad | \\
{}^{+}\text{H}_3\text{N}\text{—Cys—Tyr—Ile—Glu—Asp—Cys—Pro—Leu—Gly—C}\overset{\displaystyle O}{\diagdown\text{NH}_2}
\end{array}
$$

Cys(1) Tyr(2) Ile(3) Glu(4) Asp(5) Cys(6) Pro(7) Leu(8) Gly(9)

(ὀξύς "schnell" und τόκος "Geburt": "schnelle Geburt")

Syntheseweg

Sekretionsmechanismus:
Aktionspotential entlang des Axons → Vesikelfusion mit der Zellwand → Exozytose

Regulation

⊕ Stimulation von Dehnungsrezeptoren in Mamillen (Saugen), Vagina (Dehnung während Geburt), Uterus

Wirkungen

- Kontraktion der glatten Muskulatur des Uterus (sehr hohe Oxytocin-Empfindlichkeit um die Geburt!)
- Milchejektion durch Stimulation der myoepithelialen Zellen der Milchdrüse
- leichte Vasopressin-ähnliche Wirkung (Diurese/Natriurese ⇑, vgl. ADH)
- als Neurotransmitter: Diverse Wirkungen im ZNS (Einfluss auf soziale Interaktionen)

Klinik

- Geburtseinleitung, Wehenverstärkung bei Wehenschwäche mittels i.v. verabreichtem Oxytocin
- Nasale Applikation von Oxytocin zur Förderung der Milchentleerung
- Atosiban: kompetitiver Antagonist am Oxytocin-Rezeptor, Tokolytikum (i.v. Applikation)

Pankreatisches Polypeptid

Bildungsort	• Endokrines Pankreas: Langerhans'sche Inseln, PP-Zellen • Exokrines Pankreas: vereinzelte PP-produzierende Zellen
Chem. Struktur	Polypeptid, 36 Aminosäuren
Syntheseweg	aus Präpropeptid
Regulation	⊕ Proteinreiche Mahlzeit → vagal-cholinergische Stimulation ⊕ Fasten, Bewegung, akute Hypoglykämie ⊖ Somatostastin
Wirkungen	• Exokrines Pankreas: Enzym- und Bicarbonatsekretion ⇩ (Acinus- und Gangzelle) • Gallenblasentonus ⇩ → Sekretion von Galle ⇩ • Salzsäure-Produktion des Magens ⇧

Bildungsort	Hypophysenvorderlappen (ε-Zellen, acidophil)
Chem. Struktur	Polypeptid, 199 Aminosäuren Struktur homolog zu GH, HCS
Regulation	⊖ vor allem Inhibition durch PRIH (= Dopamin) ⊕ TRH, Schwangerschaft, Stimulation der Brustwarze (Stillen) Bildung nur während der Schwangerschaft und Laktation, auf die Geburt hin zunehmend (mit zirkadianem Rhythmus)
Wirkungen	• Brustentwicklung (nur während Schwangerschaft), zusammen mit Östrogen/Progesteron • Lactation (während Schwangerschaft durch Östrogene und Progesteron gehemmt) • Während der Laktation Hemmung des normalen Zyklus → Laktations-Amenorrhoe (PRL ⇧ → PRIH ⇧ → GnRH ⇩ → FSH ⇩ → Östrogene ⇩)

Klinik

Hyperprolaktinämie

Formen:
• Prolaktinom (häufigster endokrin aktiver Hypophysen-tumor)
• Akromegalie (GH-/TSH-produzierende somatotrope Zellen)
• Medikamente (Dopamin-Antagonisten, Opiate, MAO-Hemmer, Östrogene)
• Hypothyreose mit TRH-Hypersekretion

Symptome:
• Galaktorrhoe bei der Frau (selten beim Mann)
• sekundärer Hypogonadismus bei der Frau (Amenor-rhoe, anovolatorische Zyklen wegen Östrogenmangel), resp. beim Mann (Impotenz und Unfruchtbarkeit wegen tiefem Testosteron)
• endokrines Psychosyndrom (Depression, Ängstlichkeit)
• lokal: Kopfschmerzen, Gesichtsfeldausfälle

Therapie:
• transsphenoidale Tumor-Exstirpation
• Radiotherapie (adjuvant)
• Dopamin-Agonisten

Progesteron

Bildungsort
- Corpus luteum: Granulosa-Lutein-Zellen, Theca-Lutein-Zellen
- Plazenta (während Schwangerschaft, löst ab 8. SSW das C. luteum ab)
- Hoden: Leydig-Zellen
- Nebennierenrinde (wenig)

Chem. Struktur

Steroid

Syntheseweg

Cholesterin → Pregnenolon → Progesteron
Plazenta: Synthese ab Cholesterin

Regulation

⊕ GnRH → LH → Progesteron

⊖ Negatives Feedback auf Hypophyse und Hypothalamus (präpubertär: verstärkter neg. Feedback; Zyklusmitte: *positives* Feedback)

Wirkungen
- Umwandlung des Endometriums in die sekretorische Phase, sekretorische Veränderungen der Tuben (Vorbereitung des Uterus für Schwangerschaft, Erhalt derselben)
- Bei Eintreten einer Schwangerschaft: verhindert weitere Follikelreifung
- bei Ausbleiben einer Schwangerschaft: Progesteron ⇓ → Menstruation (= Progesteron-Entzugsblutung)
- Proliferation der Brustdrüsen-Acini; Progesteron ⇓ am Ende der Schwangerschaft → Milchproduktion ⇑
- Körpertemperaturanstieg nach der Ovulation (zentrale Wirkung)

Klinik
- Postmenopause: Ausfall der ovariellen Progesteron- (und Östrogen-) Produktion; verantwortlich für die Symptomatik sind nur die fehlenden Östrogene (siehe dort)
- Kontrazeptiva: enthalten nebst einem Östrogen nicht Progesteron, sondern ein Progestin (synthetisches Gestagen)
- Einsatz in der Infertilitätsbehandlung und in der Therapie der Endometriose

Prolactostatin

Prolactin Release-Inhibiting Hormone PRIH

Bildungsort	Hypothalamus → Hypophysenvorderlappen
Chem. Struktur	Dopamin!

$$HO-\bigcirc-CH_2-\underset{\underset{H}{|}}{\overset{\overset{NH_3^+}{|}}{C}}-H$$

Dopamin

Regulation	Positives Feedback von Prolactin
Wirkungen	• Hemmung der Prolactin-Sekretion in der Hypophyse • Hemmung der GnRH-Aktivität im Hypothalamus → indirekte Senkung der Gonadotropin-Sekretion
Klinik	vgl. Prolactin

PTH

Parathormon

Bildungsort	Nebenschilddrüse (Parathyroidea): Epithelkörperchen
Chem. Struktur	Polypeptid, 84 Aminosäuren
Syntheseweg	Prä-Pro-Hormon → Pro-Parathormon → PTH
Regulation	⊖ ionisiertes Calcium (negatives Feedback): je höher [Plasma-Ca^{2+}], desto geringer die PTH-Sekretion (Calcium-sensitiver Rezeptor) ⊖ Cholecalciferol = Vitamin D_3 inhibiert die PTH-Transkription
Wirkungen	Hauptwirkung: [Serum-Ca^{2+}] ⇑ (Gegenspieler von Calcitonin) und [Serum-Ph^{2-}] ⇓ ① Knochen: Indirekte Aktivierung der Osteoklasten (PTH aktiviert Osteoblasten → Osteoklasten-differenzierender Faktor ⇑ → Osteoklasten ⇑) → Calcium-Phosphat-Mobilisierung aus dem Knochengewebe ② Niere: • distaler Tubulus: aktive Rückresorption von Ca^{2+} ⇑; Resorption von Phosphat und Bicarbonat ⇓ • Aktivierung der 1α-Hydroxylase → Calcitriol-Bildung ⇑ ③ Intestinum: Indirekte Zunahme der Ca^{2+}-Resorption im Darm (via Calcitriol ⇑)
Klinik	Hyperparathyreoidismus Ursache: • primärer H.: Adenom, Hyperplasie der Parathyroidea, ektopisches Karzinom, mit zu hoher Produktion v. PTH • sekundärer H.: verstärkte PTH-Bildung als Reaktion auf Hypocalcämie (bei chron. Niereninsuffizienz, Malassimilation mit Calcium-Aufnahme ⇓ im Darm, Leberzirrhose mit Bildung ⇓ von Calcitriol) • tertiärer H.: plötzliche Therapie der Ursache eines sekundären H. (z.B. Nierentransplantation) → erhöhte Basalsekretion von PTH → Hypercalcämie • Renale Osteopathie: Kombination aus Osteomalazie (Calcitriolmangel) und Osteoklasie (PTH-Überschuss) Symptome: *Stein-Bein-Magen-Pein* (häufig auch asymptomatisch) • Nephrolithiasis, Nephrokalzinose • Osteopenie, Osteoporose, Knochenschmerzen; Schwäche der proximalen Muskulatur • Appetitlosigkeit, Übelkeit; ev. Gastritis/Ulcera ventriculi Therapie: • primärer H.: Parathyreoidektomie • sekundärer H.: Cinacalcet (Empfindlichkeit ⇑ des Calcium-sensitiven-Rezeptors auf extrazelluläres Calcium → PTH ⇓) • Hyperphosphatämie: Phosphatbinder, Vitamin D Hypoparathyreoidismus Ursache: am häufigsten postoperativ (z.B. nach Strumektomie) Leitsymptom: Hypokalzämische Tetanie (Chvostek, Trousseau) Therapie: Vitamin D und orale Kalziumsubstitution

Secretin

Bildungsort	Duodenum, Jejunum (S-Zellen)
Chem. Struktur	Polypeptid, 27 Aminosäuren (Struktur verwandt mit Glucagon, GLP-1 und GLP-2, GHRH etc.)
Regulation	⊕ Magensäure (pH < 4.5 im Duodenum) ⊕ Gallensalze im Duodenum ⊖ Bicarbonat
Wirkungen	• Stimulation der bicarbonatreichen, wässrigen Pankreas-Sekretion (Ausführgänge) • Stimulation der bicarbonatreichen Cholerese (Gallengang-Epithel) • Hemmung der Gastrin-Freisetzung, Magensäure ⇩, Verzögerung der Magenentleerung, Hemmung der Darmmotilität
Geschichte	Secretin wurde von William Bayliss und Ernest Starling 1902 entdeckt und 1905 als "Hormon" (ὁρμαίνω, ὁρμάω, "in Bewegung setzen, aufwecken") bezeichnet.

Somatostatin

GH Inhibiting Hormone, GHIH

Bildungsort	• ZNS: Hypothalamus → Hypophysenvorderlappen (als GHIH) • Endokrines Pankreas (Langerhans'sche Inseln): δ-Zellen)
Chem. Struktur	Oligopeptid mit 14 oder 28 Aminosäuren
Syntheseweg	Präprosomatostatin → Spaltung zum aktiven Peptid mit 14 resp. 28 AS
Regulation	Im Gastrointestinaltrakt: ⊕ Gastrin ⊕ Glucose, Aminosäuren, freie Fettsäuren Im Hypothalamus: ⊖ negatives Feedback durch GH und IGF-1
Wirkungen	• Pankreas: hemmt Freisetzung von Insulin und Glucagon (parakrin) • Pankreas: hemmt die exokrine Sekretion (durch Hemmung von CCK und Secretin) • Magen: hemmt Sekretion von Gastrin → Magensäure ⇓ • Gastrointestinaltrakt: vermindert Motilität und Blutfluss → Nahrungs-Absorption ⇓ • ZNS: hemmt die GH-Sekretion
Klinik	Somatostatin kann eingesetzt werden zur Behandlung einer schweren akuten Blutung aus gastroduodenalem Ulcus oder bei hämorrhagischer Gastritis

Bildungsort	Schilddrüse

Chem. Struktur Tyrosin-Derivat

$$HO-\underset{J}{\overset{J}{\bigcirc}}-O-\underset{J}{\overset{J}{\bigcirc}}-CH_2-\overset{NH_3^+}{\underset{H}{C}}-COO^-$$

Thyroxin

Syntheseweg

Thyroglobulin (Speicherform) → Jodierung (im Follikellumen)
→ T_4 (Thyroxin, Tetrajodothyronin), Freisetzung als T_4
→ Umwandlung von T_4 zu T_3 (Trijodothyronin; eigentliche Wirkform, 3-8x stärker wirksam als T_4) und rT_3 (keine biolog. Aktivität) in der Peripherie
Transport im Blut: ca. 99.5% von T_3/T_4 ist an Proteine gebunden (75% an Thyroxin-bindendes Globulin, 10% an Transthyretin, 15% an Albumin)
Hormonwirkung: nur der "freie", nicht proteingebundene Anteil

Regulation

⊕ TRH → TSH → T_4
⊕ Iodmangel (Autoregulation, unabhängig von TSH)
⊖ Negatives Feedback von T_3/T_4 auf Hypophyse
⊖ Iod-Überschuss; Medikamente (Lithium, Thyreostatika)

Wirkungen

Sehr mannigfaltige Wirkungen auf fast alle Organsysteme (vgl. Unter- und Überfunktion); generell: Stimulation des Gesamtmetabolismus:
• Aufnahme von Nährstoffen ⇧, (Appetit ⇧, Resorption im Darm ⇧)
• Glucosestoffwechsel: Blutzucker ⇧
• Fettstoffwechsel: Fettsäuren ⇧, Cholesterin ⇩
• ATP- und O_2-Verbrauch ⇧, gesteigerter Grundumsatz (Vermehrung der Na^+/K^+-ATPase); Wärmeproduktion ⇧
• Proteinstoffwechsel: Euthyreose = Gleichgewicht von Anabolie und Katabolie; Hyperthyreose → Abbau von Muskelproteinen

Klinik

Hyperthyreose

Leitsymptome: • Gewichtsverlust, Appetit ⇧ (im Alter Anorexie)
• Tachykardie, Palpitationen; ev. Vorhofflimmern
• Haut feucht und warm; Wärmeintoleranz
• Unruhe, Nervosität; ev Tremor; im Alter Depression
• ev. Exophthalmus
CAVE: häufig oligosymptomatisch

Ursache: • M. Basedow (Autoimmunkrankheit mit erhöhter Synthese der Schilddrüsenhormone)
• Hashimoto Thyreoiditis (autoimmune, chronisch- lymphozytäre Thyreoiditis mit jahrelangem Verlauf; initial Hyperthyreose, im Verlauf Hypothyreose)
• Toxisches Adenom, toxische Knotenstruma
• Subakute Thyreoiditis De Quervain u.a.

Therapie: • Thyreostatika; Radiojod; Strumektomie; Betablocker

T3/T4 (Forts.)

Komplikation der Hyperthyreose: **Thyreotoxische Krise**

Beschreibung: Komplikation der manifesten Hyperthyreose mit hyper-metabolischer Krise und Multiorganversagen; Mortalität 20-50% !

Auslöser: schwere Erkrankungen, Operationen (bei unbehandelter Hyperthyreose); Radiojodtherapie/Thyreoidektomie nach ungenügender thyreostatischer Vorbehandlung

Symptome: rasches Auftreten von extremer Unruhe/Agitiertheit, Fieber, Nausea, Tachykardie > 150/min, Arrhythmien, Kreislaufversagen; Stupor bis Koma

Therapie: Intensivmassnahmen; allenfalls frühe Thyreoidektomie

Hypothyreose

Symptome:
- Kälteempfindlichkeit, kühle trockene Haut; Myxödem
- Adynamie; Depression; Konzentrationsschwäche
- Bradykardie
- Heiserkeit
- Obstipation; evtl. Gewichtszunahme
- Muskelschwäche; verlangsamte Reflexe

Ursachen:
- Primäre Hypothyreose
  - Autoimmunthyreoiditis (Hashimoto)
  - St. n. Radiojodtherapie/Strumektomie
  - medikamentös (Lithium, Amiodaron, Thyreostatika)
  - endemischer schwerer Jodmangel
- Sekundäre Hypothyreose (hypophysär, sog. Hypopitui-tarismus)
- Tertiäre Hypothyreose (hypothalamische Dysfunktion)
- Rezeptordefekt (TSH- resp. T_3/T_4-Rezeptor): selten

Therapie: Substitution mit Levothyroxin (eine subklinische Hypo-thyreose (TSH ⇧, fT4 normal) ist relativ häufig und bedarf nur in ausgewählten Fällen einer Therapie)

Komplikation der Hypothyreose: **Myxödem-Koma**

Beschreibung: Hypothyreotes Koma, entsteht langsam aus vorbestehender unbehandelter Hypothyreose

Auslöser: schwere Infekte, Operationen, Trauma, Herzinsuffizienz

Symptome: Hypothermie, Hypoventilation, Lethargie bis zu Koma, Bradykardie, respiratorische Azidose

Therapie: Intensivmassnahmen; L-Thyroxin

Struma

Definition: Struma = Kropf = Vergrösserung der Schilddrüse, unabhängig von der Ursache

Ursachen:
- Jodmangelstruma (Arbeitshypertrophie, euthyreot), früher endemisch in Jodmangelgebieten
- hyperthyreote Struma (M. Basedow, autonomes Adenom)
- Tumoren: Struma maligna, Schilddrüsenkarzinom

Therapie: Prophylaxe der Jodmangelstruma: Jodierung von Speisesalz (oder anderen Lebensmitteln)

Testosteron

Bildungsort	• Hoden: Leydig-Zellen (95%) • Ovarien, Nebennierenrinde (sehr wenig)
Chem. Struktur	Steroid

Syntheseweg

Cholesterin → Pregnenolon → Progesteron → 17a-Hydroxyprogesteron

→ Androstendion → **Testosteron** $\xrightarrow{5a\text{-}Reductase,\ peripher}$ Dihydrotesto-

steron (Wirkform) oder $\xrightarrow{Aromatase,\ peripher}$ Estradiol

• Wirkform ist Dihydrotestosteron (doppelt so stark wie Testosteron)
• Starke Bindung an Sex-hormone Binding Globulin (SHBG) sowie Albumin, nur ca. 2% freies Testosteron

Regulation

⊕ LHRH → LH → Testosteron

⊖ Negatives Feedback von Testosteron (nicht von Dihydrotestosteron) zu Hypothalamus und Hypophyse

Wirkungen

① embryonal:
Entwicklung von Prostata, Urethra, Epididymis, Samenblasen, Vas deferens, Penis, Scrotum

② Pubertät/beim Erwachsenen:
• Ausbildung von sekundären Geschlechtsmerkmalen (unter anderem der Behaarung)
• Formung des männlichen Musters (Hirn, Hypothalamus)
• Reifung der Spermien
• Stoffwechsel: anabol

Klinik

Hypergonadismus

Ursachen:
• Adrenogenitales Syndrom (AGS): Mangel an 21-Hydroxylase oder an 11β-Hydroxylase → [Cortisol] ⇩ → CRH ⇧ (wegen fehlendem Feedback) → ACTH ⇧ → starker Anstieg der Androgene (Verstärkung der intakten Synthesewege); ev. auch Mangel an Mineralokortikoiden mit "Salzverlustsyndrom"
• Androgenproduzierender Tumor
• Morbus Cushing

Symptome:
• Virilisierung bei Mädchen (Klitorishypertrophie, tiefe Stimmlage, Hirsutismus, Amenorrhoe)
• Pseudopubertas praecox bei beiden Geschlechtern
• ev. Salzverlustsyndrom bei AGS: Trinkschwäche und Apathie beim Säugling, Hyponatriämie, Hyperkaliämie, metabolische Azidose

Testosteron (Forts.)

Klinik (Forts.)   Therapie: • Tumor: operative Entfernung (Adrenalektomie)
- Testosteron-Rezeptorantagonist
- AGS: Hydrocortison, ev. Fludrocortison (mineralo-
kortikoide Wirkung)

Hypogonadismus

Symptome:
1. Libidoverlust
2. Impotenz (erektile Dysfunktion)
3. Sekundäre Behaarung ⇩
4. Hodenatrophie
5. Weitere:
   - vor Pubertät: eunuchoider Hochwuchs, fehlender Stimmbruch, kein Bartwuchs
   - Osteoporose
   - Gynäkomastie

Ursachen:
- Primärer Hypogonadismus (testikulär; LH ⇧, FSH ⇧)
  - Klinefelter-Syndrom (XXY)
  - Kryptorchismus (Hoden intraabdominal oder im Inguinalkanal)
  - St. n. Orchitis

- Sekundärer Hypogonadismus (hypophysär; LH ⇩, FSH ⇩ oder normal)
  - Hypopituitarismus
  - Hyperprolaktinämie (→ siehe Prolactin)
  - Kallmann-Syndrom (LHRH-Mangel, mit oder ohne Anosmie)

- Defekt des Androgenrezeptors
  - Testikuläre Feminisierung

Therapie:
- Testosteron-Substitution i.m. oder transdermal
- bei Fertilitätswunsch: Gabe von HCG + FSH oder von LHRH (Testosteron bewirkt Azoospermie, ist also kontrazeptiv)

TSH Releasing Hormone, Thyroliberin

Bildungsort	Hypothalamus → über Portalgefässe zum Hypophysenvorderlappen
Chem. Struktur	Tripeptid: Glu-His-Pro
Regulation	Zirkadiane Rhythmik (maximale Sekretion um Mitternacht) Pulsatile Ausschüttung alle 1.8 sec ⊖ Negatives Feedback durch T_3
Wirkungen	Sekretion von TSH (und PRL)
Klinik	Tertiäre Hypothyreose (TRH-Mangel) Klinik → siehe T_3/T_4

TSH

Thyroidea-stimulierendes Hormon, Thyrotropin

Bildungsort	Hypophysenvorderlappen (β_2-Zellen, basophil)
Chem. Struktur	Glykoprotein mit α- und β-Untereinheit α-Untereinheit homolog zu FSH, LH und HCG β-Untereinheit bindet an TSH-Rezeptor der Schilddrüse
Regulation	⊕ Stimulation durch TRH ⊖ Hemmung durch Somatostatin und Dopamin
Wirkungen	• Steuerung der Jod-Aufnahme • Steuerung des Schilddrüsenwachstums • Synthese und Sekretion von T_3 und T_4
Klinik	Sekundäre Hypothyreose

Sekundäre Hypothyreose

Ursache:	partielle oder komplette HVL-Insuffizienz wegen Tumor, Blutung oder Trauma)
Symptome:	siehe T_3/T_4
Diagnostik:	TSH ⇩, fT_4 ⇩, beide mit TRH nicht stimulierbar
Therapie:	Substitution mit T_4

Sekundäre Hyperthyreose

Ursache:	TSH-sezernierendes Hypophysenadenom (sehr selten)
Symptome:	siehe T_3/T_4
Diagnostik:	TSH ⇧ oder normal, T_3/T_4 ⇧
Therapie:	• transsphenoidale Tumor-Exstirpation • Somatostatin • Radiotherapie

Vasoaktives Intestinales Polypeptid

Bildungsort	• weit verbreitet im ZNS • Neurone des enterischen Nervensystems (Plexus submucosus und myentericus)
Chem. Struktur	Polypeptid, 28 AS (Struktur verwandt mit Glucagon und Secretin)
Wirkungen	Ist eigentlich kein Hormon, sondern ein Neuropeptid (Mediatior des inhibierenden nicht-adrenergen nicht-cholinergen Nervensystems, i-NANC) • Tonus ⇩ und Motilität ⇩ im oberen Gastrointestinaltrakt • Sekretion von Gastrin ⇩ • Pankreassekretion ⇧, Sekretion ⇧ von Wasser und Elektrolyten im Dünndarm • sehr starke Vasodilatation (auch Pulmonalarterien), stärkster endogener Bronchodilatator • potenziell anti-inflammatorische Wirkung

Klinik

VIPom (Verner-Morrison-Syndrom)

Definition:	sehr seltener neuroendokriner Tumor des Pankreas (Adenom oder Adenokarzinom) mit Produktion von VIP
Symptome:	• massive wässrige Diarrhoe • Hypokaliämie, Achlorhydrie • Dehydration, kann tödlich verlaufen
Therapie	• Octreotid (Somatostatin-Analogon, s.c. Applikation) → Sekretion von VIP ⇩ • allenfalls chirurgische Tumorentfernung

Pulmonale Hypertonie

Experimenteller Einsatz von VIP als Vasodilatator (inhalativ)

«And God created man in His image; in the image of God He created him. He created them male and female.»

Genesis 1:27